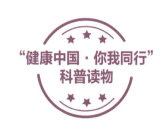

"健康中国·你我同行"
科普读物

健康皮肤
美丽箴言

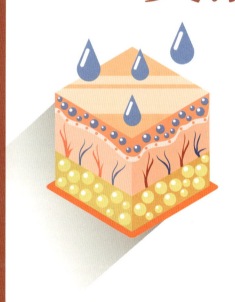

国家卫生健康委宣传司 组织编写

吴文育 主 编

人民卫生出版社
·北京·

图书在版编目（CIP）数据

健康皮肤，美丽箴言 / 国家卫生健康委宣传司组织
编写；吴文育主编. -- 北京 ：人民卫生出版社，2025.
5. -- ISBN 978-7-117-37880-2

I. R751-49

中国国家版本馆 CIP 数据核字第 2025LH1059 号

健康皮肤，美丽箴言
Jiankang Pifu, Meili Zhenyan

策划编辑	庞　静　李元宏　　责任编辑　李元宏
数字编辑	闫　瑾
书籍设计	尹　岩　梧桐影
组织编写	国家卫生健康委宣传司
主　　编	吴文育
出版发行	人民卫生出版社（中继线 010-59780011）
地　　址	北京市朝阳区潘家园南里 19 号
邮　　编	100021
E - mail	pmph @ pmph.com
购书热线	010-59787592　010-59787584　010-65264830
印　　刷	北京顶佳世纪印刷有限公司
经　　销	新华书店
开　　本	710×1000　1/16　　印张:16
字　　数	178 千字
版　　次	2025 年 5 月第 1 版
印　　次	2025 年 7 月第 1 次印刷
标准书号	ISBN 978-7-117-37880-2
定　　价	75.00 元

打击盗版举报电话	010-59787491	E- mail	WQ @ pmph.com
质量问题联系电话	010-59787234	E- mail	zhiliang @ pmph.com
数字融合服务电话	4001118166	E- mail	zengzhi @ pmph.com

编写委员会

主　编　吴文育

副主编　李　航　李春英　潘　萌　史玉玲　宋秀祖　粟　娟

编　委　（以姓氏笔画为序）

马　英　王　平　王　焱　王上上　王延婷　石　钰

田阳子　史玉玲　冉梦龙　朱玉洁　朱龙飞　仲少敏

任　捷　邬宗周　刘泽虎　李　伟　李　航　李芳芳

李春英　李倩茜　杨　柳　吴文育　何渊民　邹道佩

宋秀祖　张　倩　张　悦　张　超　陈小英　陈淑君

林尽染　林萍萍　郑　跃　相文忠　倪春雅　徐田红

曹　华　龚　瑜　盛友渔　彭　琛　粟　娟　鲁智勇

潘　萌　戴叶芹

编写秘书　任　捷

审稿专家　（以姓氏笔画为序）

郑　捷　施伟民　顾　军　徐金华　温　海

党的二十大报告指出，把保障人民健康放在优先发展的战略位置，完善人民健康促进政策。习近平总书记强调，健康是幸福生活最重要的指标，健康是 1，其他是后面的 0，没有 1，更多的 0 也没有意义。

普及健康知识，提高健康素养，是实践证明的通往健康的一条经济、有效路径。国家卫生健康委宣传司、人民卫生出版社策划出版"健康中国·你我同行"系列科普读物，初心于此。

系列科普读物的主题最大程度覆盖人们最为关心的健康话题。比如，涵盖从婴幼儿到耄耋老人的全人群全生命周期，从生活方式、心理健康、环境健康等角度综合考虑健康影响因素，既聚焦心脑血管疾病、癌症、慢性呼吸系统疾病、糖尿病、传染病等危害大、流行广的疾病，也兼顾罕见病人群福祉等。

系列科普读物的编者是来自各个领域的权威专家。他们基于多年的实践和科研经验，精心策划、选取了广大群众最应该知道的、最想知道的、容易误解的健康知识和最应掌握的基本健康技能，编撰成册，兼顾和保证了图书的权威性、科学性、知识性和实用性。

系列科普读物的策划也见多处巧思。比如，在每册书的具体表现形式上进行了创新和突破，设置了"案例""小课堂""知识扩展""误区解读""小故事""健康知识小擂台"等模块，既便于读者查阅，也增加了读者的代入感和阅读的趣味性及互动性。除了图文，还辅以视频生动展示。每一章后附二维码，读者可以扫描获取自测题和答案解析，检验自己健康知识的掌握程度。此外，系列科普读物作为国家健康科普资源库的重要内容，还可以供各级各类健康科普竞赛活动使用。

每个人是自己健康的第一责任人。我们希望，本系列科普读物能够帮助更多的人承担起这份责任，成为广大群众遇到健康问题时最信赖的工具书，成为万千家庭的健康实用宝典，也希望携手社会各界共同引领健康新风尚。

更多该系列科普读物还在陆续出版中。我们衷心感谢大力支持编写工作的各位专家！期待越来越多的卫生健康工作者加入健康科普事业中来。

"健康中国·你我同行"！

专家指导委员会

2023 年 2 月

前言

　　皮肤是人体最大的器官，也是保护我们机体的第一道防线。皮肤病是常见病、多发病，病种高达 2 000 多种。皮肤问题日益成为困扰我们人体健康的重要因素之一。

　　近年来，随着医学科技日新月异的进步，从皮肤的基础科学研究，到皮肤病的诊疗技术、医学美容方法，皮肤科领域取得了长足的发展。然而，面对纷繁复杂的皮肤疾病信息和多样化的护肤及治疗措施，不少人感到无所适从，甚至陷入误区。为了帮助大家正确认识和科学维护自己的皮肤健康，我们精心编写了《健康皮肤，美丽箴言》。

　　本书主要聚焦各年龄段人群最关心的皮肤健康问题，围绕皮肤科学基础、常见皮肤疾病、科学皮肤护理和医学美容技术四个方面内容进行介绍。内容涵盖了感染性皮肤病、物理性皮肤病、皮炎湿疹类皮肤病、红斑鳞屑性皮肤病、皮肤附属器疾病、色素性皮肤病、结缔组织病、大疱性皮肤病和皮肤肿瘤等相关的常见皮肤疾病，日常基础护肤和问题肌肤护理的科学护肤方案，以及激光/光、注射美容和皮肤外科等领域的医学美容治疗技术，为大众提供皮肤疾病防治、日常皮肤护理的科学知识和就医指导。

　　本书面向社会大众，普及皮肤健康知识、提升科学护肤意识、促进全民皮肤健康，适合各年龄段读者阅读。

在本书编写过程中，我们得到了众多皮肤科专家的支持与帮助，在此，向各位编写专家表示衷心的感谢！同时，也期待广大读者的反馈和建议，以便我们在今后的工作中不断完善与提高。

愿《健康皮肤，美丽箴言》为您的皮肤健康保驾护航。

吴文育

2024 年 9 月

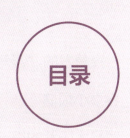

目录

正确认识你的皮肤
——皮肤科学基础

了解常见的皮肤问题
——皮肤病面面观

目录

打造专属于你的护肤方案 ——科学皮肤护理

定制你独一无二的美丽
——医学美容技术

正确认识你的皮肤——皮肤科学基础

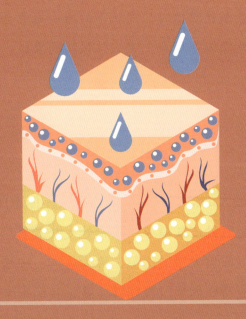

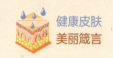

　　皮肤是人体最大的器官，不仅是保护机体的第一道屏障，还承担多种生理功能。你是否真正了解我们的皮肤？皮肤的结构如何，功能何在？皮肤又怎样守护着我们呢？本章将揭开皮肤神奇的面纱，深入浅出地介绍皮肤的结构与功能，解析不同皮肤类型的特点，探讨皮肤老化的科学原理，帮助各位读者正确认识自己的皮肤以及学会合理选用皮肤外用药。

神奇的皮肤

　　小明决定开始一场探索皮肤功能的冒险。他走出了家门，外面的阳光非常强烈，不一会儿，就感觉皮肤开始微微发热。这时候，他意识到皮肤原来是一个天然的温度调节器。当外界温度升高时，皮肤通过排汗、汗水蒸发带走热量，帮助身体降温；而当外界温度降低时，皮肤下的微小血管会收缩，保持身体的热量，就像给身体穿上了一件保暖的衣服。皮肤的构造太神奇了！

 小课堂

皮肤的结构

　　皮肤是人体最大的器官，其重量约占人体体重的 16%，pH 呈弱酸性。手掌、足底处皮肤最厚，眼睑处皮肤最薄。皮肤表面并不完全平滑，其上纵横着大量的沟壑，称为皮沟、皮嵴。指（趾）腹的皮沟、皮嵴构成特殊的涡纹状图样，就是我们每个人都拥有的独一无二的指（趾）纹。

皮肤从外层到内层分为表皮、真皮和皮下组织 3 层，此外还包括各种皮肤附属器，如毛发、皮脂腺、汗腺和甲等。表皮从上到下分为角质层、透明层、颗粒层、棘层、基底层。角质层能耐受一定的物理、化学、机械性伤害，角化的细胞从皮肤脱落就成为我们身上的皮屑或头皮屑。基底细胞具有增殖分化能力，由基底层移行至角质层表面脱落总共需要 28 天。表皮还包含一部分树突状细胞，包括黑素细胞、朗格汉斯细胞和梅克尔细胞，黑素细胞合成黑色素的多少对肤色有很大影响，另外两种细胞则是皮肤免疫系统的一部分。基底层借基底膜带与真皮相连接。如果基底膜带出现问题，皮肤上就会出现一些紧张水疱。

真皮层含全部皮肤组织中 60% 的水分，使皮肤富于湿润和弹性，若低于 60%，皮肤容易成为缺水性的干性皮肤。皮下组织，又称为皮下脂肪层，在臀部和腹部较厚，有提供皮肤弹性和缓冲作用，参与身体的代谢过程。

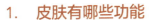

知识扩展

1. 皮肤有哪些功能

（1）保护作用：防止外界物理性、化学性和生物性等有害因素的损伤，如阻挡紫外线、防止细菌侵入等。

（2）感觉功能：感知冷、热、痛、触、压等刺激，将信息传递给大脑，使人能够及时做出反应。

（3）调节体温：通过血管的收缩和舒张、出汗等方式调节体

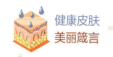

温，保持体温的相对恒定。

（4）分泌和排泄功能：通过汗腺分泌汗液，排出部分代谢废物；皮脂腺分泌皮脂，滋润皮肤和毛发。

（5）吸收和代谢功能：能够吸收一些小分子物质，参与机体的糖、蛋白质、脂类、水和电解质等代谢。

（6）免疫功能：具有免疫防御、免疫监视等功能。

2. 汗腺的分类和功能

出汗的过程主要由汗腺完成，汗腺包括大汗腺（顶泌汗腺）及小汗腺（外泌汗腺）。大汗腺主要分布在腋窝、乳晕、脐窝、外生殖器及肛周，分泌一种黏稠的液体，被细菌酵解后可出现臭味，如腋窝下大汗腺较多的患者就会出现腋臭，多在青春期发育后出现。小汗腺则非常多见，遍布全身，手掌、脚掌、腋下、额头分布密度较大，在环境温度较高或精神紧张情况时可分泌较多透明汗液，具有散热降温的作用。

 误区解读

只要皮肤破了就一定会留疤

皮肤破损不一定会留下瘢痕。无论是烫伤、划伤还是摔伤，当损害只累及表皮时，出现瘢痕的可能性是很小的，但如果深至真皮并达到一定的面积，就会存在留疤的可能性，主要是因为损伤到了真皮组织及更深处，受伤区域需要肉芽组织来填补，就会形成瘢痕。

皮肤也有不同的"性格"

　　小梅是一名20多岁的年轻女孩，最近脸总是出油，毛孔十分粗大，鼻头还多了不少黑点，怎么洗也洗不干净，小梅对此感到十分烦恼，她购买了一种撕拉式鼻贴，一撕一拉就可以把黑头拉出来，可使用多次之后，小梅发现鼻头的黑点总是"春风吹又生"，而且毛孔越来越大，鼻子周围的皮肤也总是泛红，于是小梅到了医院皮肤科就诊。医生告诉小梅，她属于油性皮肤，但由于不正确的护理，现在出现了皮肤敏感的症状，需要进行规范的治疗及护理。

 小课堂

1. 皮肤有哪几种类型，不同类型的皮肤有什么特点

　　皮肤分类的方法有多种，根据皮肤含水量、皮脂分泌状况、皮肤 pH 以及对外界刺激反应性的不同，将面部皮肤分为五种类型：干性皮肤、中性皮肤、油性皮肤、混合性皮肤以及敏感性皮肤。干性皮肤角质层含水量低于 10%，pH > 6.5。中性皮肤角质层含水量 20% 左右，pH 为 4.5 ~ 6.5。油性皮肤角质层含水量为 20% 左右，pH < 4.5。混合性皮肤是干性、中性或油性混合存在的一种皮肤类型，皮肤 T 区容易冒油，但是脸颊又干燥。敏感性皮肤多见于过敏体质者，皮肤对外界刺激有较强的反应，例如对气候、温湿度变化，外用化妆品等出现敏感症状（如红斑、丘疹、灼痛或瘙痒等表现）。

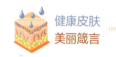
2. 针对不同类型的皮肤，平时应该如何护理

首先是清洁，应根据油性皮肤、中性皮肤、干性皮肤的类型选择洁肤剂，敏感性皮肤应选用温和弱酸性、不含皂基的洁面产品，避免磨砂膏等粗粝的清洁产品。

其次是保湿滋润，无论何种类型的皮肤保湿都很重要。油性皮肤可使用含视黄醇、视黄醛、水杨酸等成分的控油保湿乳液/啫喱等。干性皮肤选用保湿能力强的保湿剂，如含神经酰胺、透明质酸等成分的保湿霜。中性皮肤选择滋润效果好的护肤品，如含天然保湿因子、透明质酸等成分的保湿霜。敏感性皮肤可以选用抗敏系列护肤品。春夏季可选用质地轻薄、清爽型的保湿霜，注重补水；秋冬季气候干燥，宜用滋润度高、含油脂较多的保湿霜，增强锁水能力。

 知识扩展

如何正确地去除黑头粉刺

用手挤或用黑头鼻贴？在处理的过程中感觉爽，看见黑头一个一个跑出来，简直治愈"强迫症"。但这种方法的效率特别低，并且鼻子还会被刺激得发红。用手挤也很可能造成毛孔越来越大。不严格的消毒和不恰当的手法，有感染的风险，继而发炎、遗留瘢痕。

其实，酸类药膏不仅可以溶解黑头粉刺、减少油脂分泌、淡化痘痘遗留的色素沉着、逆转皮肤皱纹，还有一定的嫩肤作用。医生一般会开具维A酸类、壬二酸等药膏去黑头。但维A酸药物存在光分解现象，还可能出现皮肤刺激反应，建议大家在医生的指导下规范使用。

 误区解读

1. **每天洗浴对皮肤不好**

这个观点是错误的。洗浴频率可根据季节、环境等不同而异，炎热的夏天或爱运动的人可每天洗澡。

2. **黑头可以用盐 / 小苏打搓洗**

这种方法不可取。用盐 / 小苏打搓洗确实会去除一部分黑头。但摩擦对皮肤表面的刺激，会让皮肤变得敏感脆弱，还可能会对鼻头皮肤造成化学性的伤害，损伤屏障。

皮肤也会逐渐衰老

30 岁的王女士是一位资深骑行爱好者，最近和朋友相约去了西藏，回来后发现除了晒黑以外，皮肤上还出现了很多斑点，原本光滑的皮肤上居然出现了皱纹，还变得很粗糙，使用了保湿霜和面膜都没有出现好转，她的情绪持续低落，导致睡眠质量变差，还出现了皮肤暗黄和黑眼圈的问题。太阳光中的紫外线不仅可以使皮肤晒黑，还可以导致皮肤老化，一定要及时做好防晒啊！

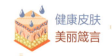

 小课堂 • • • • • • • • • • • • • • •

什么是皮肤老化

皮肤老化是每个人都无法避免的自然生理过程。随着岁月的流逝，不仅皱纹慢慢爬上脸庞，白发逐渐增多，皮肤质地也会发生显著变化，而且这些衰老的迹象会随着年龄的不断增长而越发明显。皮肤的状态和外观有着重要意义，它不仅仅关乎我们的外在形象，还会对情绪产生影响。

皮肤作为人体与外界环境的第一道防线，其重要性不言而喻。它顽强地抵御着来自各方的环境威胁，包括可能造成伤害的物理（如强烈的紫外线辐射）、化学因素、各种病原体的侵袭等，同时还能牢牢锁住水分，防止其过度流失。人体皮肤的外层，即表皮，由角质形成细胞和树突状细胞构成。角质形成细胞产生角蛋白并形成角质层，这是皮肤的外层保护铠甲。黑素更是起到关键的光保护作用，流行病学研究发现，深色皮肤的人因黑素含量较高，患皮肤癌的概率相较于皮肤白皙的人明显更低。而真皮中含有数量相对较少的成纤维细胞，主要由胶原蛋白、弹性蛋白等组成细胞外基质。老化的发生正是由于细胞外基质降解加速，使得皮肤的弹性和紧致度下降，进一步呈现出衰老的状态。

 知识扩展 ///

1. 皮肤老化的原因

（1）自然老化：遗传因素决定了皮肤的基础结构和功能，影响了皮肤老化的速度和方式。随着年龄的增长，皮肤中的胶原蛋白和弹性蛋白逐渐减少，皮肤失去弹性和光泽，出现皱纹和松弛。

（2）外部环境因素：长期暴露在阳光下，紫外线会破坏皮肤的胶原蛋白和弹性纤维，加速皮肤老化，形成色斑和皱纹。空气中的污染物会对皮肤造成氧化应激，损伤皮肤细胞，导致皮肤暗沉和衰老。吸烟会减少皮肤中的血液供应，损害胶原蛋白。过度饮酒则会导致皮肤脱水，影响皮肤健康。睡眠不足会影响皮肤细胞的修复和再生，长期的心理压力也会引发皮肤问题，从而加速老化过程。

2. 皮肤老化的预防措施

（1）充足睡眠：保证每晚 8 小时左右的优质睡眠，促进皮肤细胞的修复和再生，减少眼袋和黑眼圈的形成。

（2）健康饮食：摄入丰富的水果和蔬菜，特别是富含维生素 C 和 E 的食物，如橙子、草莓、菠菜和坚果，这些食物具有抗氧化作用，有助于对抗自由基，保护皮肤细胞。戒烟限酒可以减少对皮肤的伤害，保持皮肤健康。

（3）保湿防晒：每天使用广谱防晒霜，防护等级至少为 SPF 30，无论天气如何，出门前都要涂抹防晒霜，以减少紫外线对皮肤的伤害。使用适合自己皮肤类型的保湿产品，保持皮肤的水分，防止干燥和细纹的产生。

（4）减少压力：通过运动、冥想等方式缓解压力，保持心理健康，对皮肤也有积极的影响。

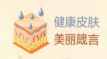
 误区解读

1. 油性皮肤不需要保湿

即使是油性皮肤也需要保湿。皮肤出油并不代表皮肤不缺水。使用轻盈、不含油的保湿产品，可以帮助油性皮肤保持水油平衡，防止因缺水引起的皮肤屏障受损和过度出油。

2. 昂贵的护肤品一定更有效

这是错误的。护肤品的效果并不完全取决于价格，而是取决于成分和适用性。某些高价护肤品可能包含珍稀的成分，但并不一定适合所有人的皮肤。选择护肤品时，应注重其成分和功能，选择适合自己皮肤类型和需求的产品。

3. 天然成分比化学成分更安全有效

这是错误的。虽然许多天然成分对皮肤有益，但并不是所有的天然成分都比化学成分更安全或更有效，某些天然成分甚至可能引起过敏反应。选择护肤品时，应关注其成分的科学依据和安全性，而不是盲目追求"天然"。

瓶瓶罐罐这么多，到底怎么涂

小王喜欢外出爬山旅游，这次爬山回来后，发现小腿和手臂出现了许多绿豆大小的散在的红疙瘩，瘙痒明显。由于一个月前刚出现过相同的现象，有经验的小王立刻从药箱里翻出之前的外用药，打开后愣住了，里面有药水，也有药膏，但是他记不得当时医生是怎么交代使用的了，应该怎么选择呢？

 小课堂 ......

外用药怎么选

外用药是治疗皮肤问题的重要手段，从轻微的皮疹到慢性皮肤病，外用药都能发挥重要作用。然而，不合理的使用方式不仅无法治愈病症，甚至会引发副作用和新的健康问题。外用药根据剂型的不同，可分为软膏、乳膏、凝胶、溶液、酊剂、洗剂、涂剂、散剂等多种类型。

在外用药治疗中，皮肤科医生常常强调"干对干，湿对湿"的原则。当皮肤有渗出时，适合选用溶液湿敷；当渗出减少时，可选用糊剂、粉剂或洗剂；而在皮肤干燥、出现结痂或皮损增厚时，则应选用软膏和乳膏。

在急性期，皮肤可能出现红肿、水疱、糜烂等症状，这时选择溶液湿敷，以发挥其消炎、消肿、吸附和清洗的作用。

在亚急性期，皮肤红肿减轻、渗液减少，可以选择糊剂、粉剂和洗剂，以发挥其止痒、收敛和保护的作用。

在慢性期，当皮损增厚时，选用软膏和乳膏，以发挥其穿透力强、作用持久、润滑和护肤的功效。

需要根据局部皮肤的情况而定。对于增生肥厚型的皮损，使用外用药前清洗皮肤，可以通过增加皮肤的湿度而加强药物的吸收；而急性期有渗出的皮损则不建议清洗，过度清洗反而会进一步损伤皮肤屏障，不利于缓解病情。而对于前次用使用过如软膏、霜剂或

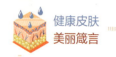
乳膏等外用药的情况，也不需要清洗皮肤。

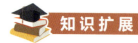 知识扩展

外用药怎么用

（1）当药水与药膏同时使用时，应先涂抹药水，待其干燥后再涂抹药膏。

（2）在使用保湿霜和激素类药品时，建议先涂抹保湿霜，然后等待约半小时，再使用激素药膏。

（3）一般外用药物如软膏和酊剂，通常建议一日使用2次。但是，溶液和洗剂类由于其易挥发的特性，可以适当增加使用频率。

（4）湿敷：将药物溶液倒入干净的容器中，用6~8层的纱布浸湿于溶液中，将纱布提起拧至不滴水后湿敷到患处，湿敷过程中需保持纱布处于浸湿状态，每次湿敷时间5~10分钟。

（5）儿童皮肤以及成人面部、腋下和股内侧等皮肤较薄的部位，不宜使用高浓度或刺激性较强的药物。

（6）警惕过敏反应：初次使用新药时，应在局部小面积试用，观察24小时，确保无过敏反应后再大面积使用。如出现红肿、瘙痒、烧灼感等过敏症状，应立即停药并就医。

 误区解读

1. 外用药没有副作用

这是错误的。虽然外用药的副作用较口服药物少，但并不代表没有副作用。长期使用某些外用药可能导致出现皮肤萎缩、色素沉着、毛细血管扩张等问题；特别是激素类药膏，长期使用会产生依赖性以及使皮肤薄弱。因此，外用药物应在医生指导下合理使用，避免长期不当使用。

2. 天然成分外用药更安全

这是错误的。天然成分并不等同于绝对安全。某些天然成分可能引起过敏反应或刺激皮肤。外用药的安全性应基于科学验证，而不是单纯的天然成分标签。在选择药物时，应关注其成分的科学依据和临床验证结果。

3. 外用药抹得越厚越好

这是错误的。外用药涂抹只需要薄薄一层，并不是堆成一堆越厚越好，不光浪费也发挥不了作用，还影响日常生活。

答案：1. B；2. C；3. ×

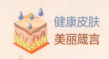

健康知识小擂台

单选题：

1. 正常表皮不含有的细胞为（　　）

　　A. 黑素细胞　　　　　　B. 淋巴细胞

　　C. 朗格汉斯细胞　　　　D. 梅克尔细胞

2. 外用糖皮质激素药膏时，以下做法正确的是（　　）

　　A. 大面积长期使用

　　B. 皮肤较薄的部位首选强效激素

　　C. 遵照医嘱按时按量使用

　　D. 仅在夜间使用

判断题：

1. 油性皮肤不需要用保湿产品。（　　）

正确认识你的皮肤
——皮肤科学
基础自测题

（答案见上页）

了解常见的皮肤问题
——皮肤病面面观

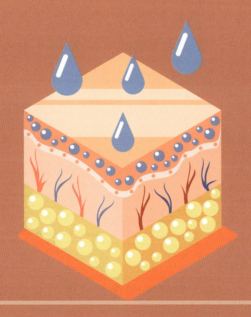

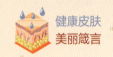
在日常生活中，我们会遇到不少皮肤问题的困扰。本章将详尽阐述各类常见皮肤问题，包括感染性、物理性皮肤病，以及皮炎湿疹、红斑鳞屑性皮肤病等。同时，还会介绍皮肤附属器疾病、色素性疾病、结缔组织病、大疱性皮肤病和皮肤肿瘤等。帮助大家全面了解这些困扰皮肤的"不速之客"，更好地识别症状，在及时就医的同时，采取合理的措施防治皮肤病，守护皮肤的健康。

会呼吸的痛

经过紧张、繁忙的一个多月的连续工作，老王身体疲惫极了，回家倒头就睡。第二天起床后，老王突然间感觉到半边胸部的皮肤针刺样疼痛，过一会又好了，再次深呼吸又感觉到疼痛，但是没有咳嗽、咳痰，有时候衣服摩擦到皮肤上也会感到疼痛。老王惊慌地找到老伴儿，老伴儿一看发现老王皮肤发红而且有水疱了，惊呼："哎呀！这不就是别人说的'蛇缠'嘛！我现在就去给你找老中医'斩斩'！"。过了两天，不但疼痛没有缓解，皮疹还逐渐增多，老王赶忙到医院就诊。通过检查，医生诊断为带状疱疹。经过一段时间的正规治疗，老王皮肤水疱消失、疼痛缓解。

 小课堂

1. 什么是带状疱疹

带状疱疹是由水痘 - 带状疱疹病毒感染引起的病毒性皮肤病，

表现为单侧分布的红斑、水疱，可伴疼痛。多数人曾经感染过水痘，可表现出阳性体征，如全身散在红斑、水疱伴发热等；亦可无明显症状，呈隐性感染，病毒隐匿于神经节内，一旦免疫力下降，病毒被激活形成完整的病毒体，可沿受累神经出现神经疼痛，并累及皮肤，表现出局部红斑、簇集分布水疱。

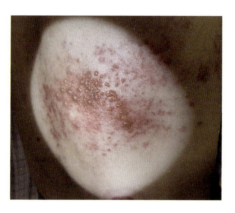

带状疱疹典型临床表现

2.　为什么会出现带状疱疹

带状疱疹的发生是潜伏在机体的水痘 - 带状疱疹病毒被激活所致，目前认为精神刺激、压力、过度紧张、机体劳累、长期使用激素或免疫制剂、肿瘤以及老年人免疫力下降等，均有可能导致疾病发生。

3.　带状疱疹患者日常需要注意什么

带状疱疹发病诱因为机体免疫力下降，因此患者应避免精神紧张、缓解精神压力，保持健康的生活方式和充足的睡眠，均衡饮食，避免酒和辛辣食物；因其具有传染性，幼儿及年老体弱患者为易感人群，感染者需尽量避免与该类人群接触；另外，若皮损发生

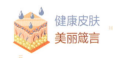

于眼睛、耳朵周围，可能影响患者视力、听力，需更早、更积极干预，必要时需联合其他专科共同治疗。

 知识扩展 ///

如何治疗带状疱疹

带状疱疹的治疗目的主要是缓解急性期疼痛、缩短皮损的持续时间、预防带状疱疹后遗神经痛等并发症的发生。治疗方法包括抗病毒治疗、营养神经及止痛等。抗病毒治疗常用的药物如伐昔洛韦、泛昔洛韦、溴夫定等；营养神经药物以维生素 B_1 和甲钴胺等为主；带状疱疹导致的神经痛，早期可使用非甾体抗炎药（如对乙酰氨基酚等）或治疗神经病理性疼痛药物（如加巴喷丁或普瑞巴林等）；如有后遗症，则需要多科室多手段联合治疗。此外，若皮损区瘙痒，可辅助炉甘石洗剂外用；若有感染，可以外用抗生素类药膏，如莫匹罗星或夫西地酸乳膏等。

 误区解读

1. 带状疱疹只长在腰上

这是不正确的。带状疱疹最常见的发生部位是腰部，但其实带状疱疹还可以长在胸部、面部、四肢和外阴部位，甚至有内脏带状疱疹。

2. 带状疱疹"长一圈会死人"

这是不正确的。带状疱疹因为腰部为最好发的部位，民间说法

"长一圈会死人"是不靠谱的，因为带状疱疹往往只会单侧发作，一般不会双侧同时发生，而且除非水痘 - 带状疱疹病毒感染脑部或播散型感染，否则很少导致死亡。

3. 带状疱疹需要忌口

这是不正确的。老百姓最关心的问题就是得了带状疱疹需不需要忌口，其实是不太需要忌口的，忌口可导致免疫力下降，疾病恢复更慢，但酒和辣的食物需要避免食用，因为酒和辣的食物会加重带状疱疹神经疼痛。

4. 带状疱疹无法预防

带状疱疹是可以预防的。最重要的是提高机体的免疫力，避免过度劳累，保持健康的生活方式，对于老年人还可以使用带状疱疹疫苗提高机体对病毒的免疫力，来预防带状疱疹。

反复"上火"真恼人

小王最近考试复习，压力较大且睡眠晚。这一天睡醒后，觉得口角有点儿烧疼，镜子里一看，发现嘴角竟然冒出了几颗烦人的小水疱，还有轻微的瘙痒或刺痛感。因为小王以前一"上火"就会出现嘴角周围水疱，一般一周左右就好了，所以小王的第一反应是——"这是上火了"。过了两天，嘴角疼痛并没有好起来，皮损还有点儿破溃化脓了，小王赶忙到医院就诊。通过检查，医生诊断小王得了复发性单纯疱疹，经过正规及时治疗后快速好转。

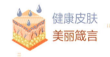
 小课堂 • • • • • • • • • • • •

1. 什么是复发性单纯疱疹

单纯疱疹是由单纯疱疹病毒 1 型或 2 型感染引起的病毒性皮肤病，临床表现为簇集的水疱，有疼痛感、烧灼感或轻微的瘙痒感。好发于面部，以口唇黏膜最常见，也可累及臀部和腰骶部；若小朋友有吃手指头的习惯也可累及到手指。部分患者可反复出现类似皮损，称为复发性单纯疱疹病毒感染，相较于原发性或者初发单纯疱疹病毒感染，该类患者较少出现全身发热、疼痛等；其中，20%～40% 的感染人群易发生唇部和口周区域的复发性单纯疱疹病毒感染。此外，该类患者复发的诱发因素主要包括免疫力低下、情绪应激、疲劳、熬夜、日光暴晒等。

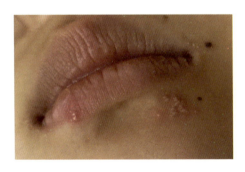

复发性口唇单纯疱疹典型临床表现

2. 单纯疱疹为什么会复发

由于单纯疱疹病毒感染除了首发很重的患者，大多数为隐性感染，因此很多人被感染却不自知。单纯疱疹病毒潜伏在机体神经内，但并不是感染了这个病毒的人都会复发，只有当我们的抵抗力下降、过度劳累时，病毒才容易出来"作威作福"，往往每次在同一部位或其邻近部位复发。

3. 单纯疱疹会传染吗

单纯疱疹可以通过接触水疱疱液而传染，因此如果家长嘴周长了疱疹去亲吻宝宝，就可能传染给宝宝，尤其对新生儿是非常危险的；如果手部接触过疱液没有及时清洁，有可能感染身体的其他部位，抱宝宝时也可能会传染给宝宝。因此，如果大人长了疱疹，一定要避免和宝宝亲密接触、共用餐具及毛巾等物品。

4. 哪些情况的单纯疱疹需要特别重视

大多数复发性单纯疱疹具有自限性，危害性不大。若皮损累及特殊部位（如眼部），可能影响患者视力，建议早期干预治疗；若皮损发生于特殊人群，如免疫功能明显降低者（长期使用激素、免疫抑制剂的患者，新生儿或儿童湿疹患者），可能导致全身播散性感染，甚至累及颅内（表现为单纯疱疹性脑炎），同样需早期积极干预。

 知识扩展

1. 复发性口唇单纯疱疹如何治疗

复发性口唇单纯疱疹治疗方案的选择，需考虑到复发频率、症状严重程度和个体因素等。如果症状不严重、发作不频繁，可不予系统抗病毒治疗。若症状较为严重，或频繁复发，以及免疫功能受损者，可予抗病毒药物（阿昔洛韦、伐昔洛韦、泛昔洛韦）治疗，若有继发感染可以辅助外用抗菌药膏，如莫匹罗星或夫西地酸乳膏。

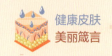
2. 单纯疱疹可以预防吗

单纯疱疹目前不像带状疱疹有疫苗可以预防，但是单纯疱疹发生多数提示机体免疫功能下降，无法抑制潜伏的单纯疱疹病毒激活，因此保持充足睡眠、生活规律及均衡饮食等健康生活方式是预防单纯疱疹发生的最好办法。

 误区解读

1. "上火"了吃点消炎药即可

这是不正确的。单纯疱疹属于病毒感染，因此口服消炎药或抗生素是无法控制的，而且过度或超适应证使用抗生素可能产生耐药性。

2. 多喝下火凉茶能防止"上火"

这是不正确的。凉茶具有多种功效，例如：清热解暑，能够很好地缓解暑热引起的口干舌燥、食欲缺乏的症状，起到凉血的功效，适合在炎热的季节饮用；可以缓解肺热、胃热等原因引起的口舌生疮、咽干口臭等症状；还有解毒作用。但凉茶对于预防复发性单纯疱疹发生来说没有多大意义，早睡早起、不要熬夜、生活规律，保持健康的生活方式就是预防复发性单纯疱疹发生最好的办法。

会传染的"痘痘"

慧慧是一位妈妈，有两个活泼可爱的孩子。慧慧一直都努力让他们健康快乐地成长，但最近原本平静的生活却被一个疾病打乱了。先是上小学的大儿子额头开始冒出一些"红痘痘"，很快大儿子满身都开始出现小水疱，且伴有发热。到医院就诊后，医生告知是患上了水痘，需要休息。没过几天，上幼儿园的小儿子也开始出现相似的症状，家里正常的生活节奏都被打乱了，这让慧慧备感挑战，因为要照顾两个生病的孩子实在是太不容易了。

 小课堂

1. 什么是水痘

水痘是一种由水痘 - 带状疱疹病毒（VZV）初次感染引起的急性传染病，主要感染儿童，偶有成人发病，其特点是皮肤上出现泛发的水疱，伴有上呼吸道感染症状。

2. 水痘的症状

水痘的典型症状是皮肤分批出现的红色丘疹、丘疱疹、水疱、结痂同时存在（俗称"四世同堂"），常伴有痒感，初起于头面、胸背部，逐渐发展至躯干和四肢，有时会变成脓疱，伴有发热、头痛、咽痛、食欲减退和疲乏感。

3. 水痘的处理方法

水痘是一种自限性疾病，大多数情况下会自行痊愈。服用核苷类抗病毒药物有助于尽早控制发热、促进水疱干涸；必要时用退热药物缓解发热和不适感；瘙痒明显时外涂炉甘石洗剂；有脓疱时可适当口服或外用抗生素。

4. 水痘的预防

（1）水痘疫苗接种：水痘疫苗是预防水痘的最有效方法之

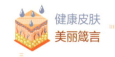

一。水痘疫苗是半灭活疫苗，接种水痘疫苗可以降低感染水痘的风险或减轻病症的严重程度，但不能完全杜绝水痘发病。

（2）避免密切接触：尽量避免与水痘患者密切接触，尤其是在患者出现水疱时，包括避免与患者共用物品，如餐具、毛巾等。

（3）及时隔离：如果您的孩子患上了水痘，应立即将其隔离在家中，以防止病毒传播给其他人，水痘患者注意佩戴外科口罩。

（4）保持免疫系统平衡：保持充足的睡眠、均衡的饮食和适度的运动有助于增强免疫力，减少感染水痘的风险。

 知识扩展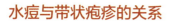

水痘与带状疱疹的关系

带状疱疹与水痘是由同一种病毒引起的，但它们在发病机制、临床表现和治疗方法上有所不同。

（1）感染方式：水痘是初次感染水痘 - 带状疱疹病毒后引起的疾病，主要发生在儿童期。水痘 - 带状疱疹病毒初次感染时，病毒可上行至神经末梢，形成潜伏感染并持续存在。当免疫系统抵抗力较弱时，处于潜伏状态的病毒可被激活，并沿着神经到皮肤，引发带状疱疹。

（2）临床表现：水痘表现为皮肤上散布的红色丘疹和水疱，伴随着轻微的发热和全身不适。而带状疱疹则呈现为沿着特定神经分布的皮疹，通常只出现在一侧的身体部位，伴随着剧烈的疼痛或烧灼感。

误区解读

1. 水痘可以用酒精、抗生素消毒，水疱皮疹需要挑掉

这是错误的。皮疹处擦酒精或碘酊，可能会刺激皮肤，并导致更多感染。强制性地剥去水疱，还会增加感染和瘢痕形成的风险。水痘是病毒性感染疾病，除医生判断需要抗生素治疗的情况外，一般不需要常规使用抗生素。

2. 水痘没有并发症

这是不正确的。水痘并发症并不多见，但也可能出现皮肤、黏膜继发细菌感染，严重者甚至出现肺炎、脑炎等。

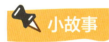 小故事　水痘康复记

相传，清朝时期有一位皇帝的儿子得了水痘。皇帝和皇后非常担心，四处求医问药，但都没有找到有效的治疗方法。于是，皇后每天都会亲自为儿子祈福，希望能够保佑儿子平安渡过难关，但一直不见好转。宫中的御医们努力寻找治疗水痘的方法，他们翻阅了大量的古籍医典，尝试了各种草药和方剂，也没有痊愈。但是过了1周后，在对症清热处理后，皇子的病情有了明显的好转。又过了几天，皇子的水痘完全消失了，身体也恢复了健康。这个故事反映了古代人们对水痘的恐惧，也提示水痘是一种自限性疾病，在对症处理后大多会自行痊愈，无须过度恐慌。

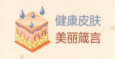

一直复发的"湿气"

　　李先生是一名热爱运动的中年人，最近他发现脚趾间不时有痒感和轻微的刺痛，开始以为只是普通的皮肤干燥，但后来越来越严重，甚至脚趾缝皮肤开始出现裂口和脱皮。他试过多种护肤霜，初期似乎有效，但不久后问题再度出现。终于，他决定去医院皮肤科就诊，通过真菌实验室检查被诊断为足癣，俗称"脚湿气"，这是一种由真菌感染引起的常见皮肤病。

 小课堂 ● ● ● ● ● ● ● ● ● ● ●

1. 什么是足癣/股癣

　　癣是由真菌感染引起的一类皮肤病。这些真菌容易在温暖潮湿的环境中繁殖，一般夏重冬轻。人体的双手、双足、甲、大腿内侧均是易发部位，偶有头面、躯干等部位的感染，根据感染部位的不同，可以分为手癣、足癣、甲癣、股癣、体癣、面癣等。

2. 足癣/股癣的感染途径

　　真菌可以通过直接皮肤接触或通过接触受污染的物品（如毛巾、鞋子、浴室地面）传播。这些真菌在公共浴室、更衣室、泳池等公共场所尤为常见。手部接触是最常见感染途径，所以最常发病部位是手足部位，部分患者传染至股部。

3. 足癣/股癣有哪些预防措施

　　保持足部、股部干燥：保持足部、股部等潮湿部位的干燥是预防的关键，根据个人情况，及时更换鞋袜、内裤，并选择吸湿透气的材料。

衣物消毒灭菌：鞋袜、内裤注意太阳暴晒或烘干，切勿阴干，必要时使用紫外线灯、臭氧、低氯消毒剂、醋酸等进行消杀。

避免共用物品：不与他人共用拖鞋、脚盆、毛巾等个人用品。

4. 足癣／股癣有哪些日常护理措施

正确洗脚：建议患者每天洗脚一次，使用温水和抗菌皂彻底清洁脚部，尤其是脚趾间的部分。洗后用干净的毛巾彻底擦干或者吹风机吹干，特别注意脚趾间的水分。

剪指甲：保持指甲干净和短小是防止真菌滋生的重要措施。指甲下容易积累污垢和微生物，定期修剪可以减少这种风险。

选择合适的鞋子：长时间穿着紧身或不透气的鞋子会增加患足癣的风险，需要避免。

 知识扩展

1. 股癣／足癣的诊断方法有哪些

临床观察：医生可以通过观察皮肤的症状和患病位置来初步诊断股癣或足癣。这些症状包括皮肤红斑、脱屑、瘙痒、水疱、糜烂，指、趾甲变灰等。

皮肤真菌镜检与培养：从病变的皮肤、指甲、趾甲刮取少量皮屑，并在显微镜下检查是否存在真菌。必要时可用皮屑进行真菌培养，以确定感染的具体真菌类型，这有助于选择更有针对性的治疗方案。

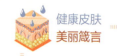
2. 足癣 / 股癣如何治疗

局部抗真菌药物：治疗足癣、股癣的首选方法是局部使用抗真菌药，如特比萘芬乳膏、布替萘芬乳膏等。足癣、股癣的用药时间为2～4周，甲癣3～6个月，勿皮损稍好转就停用，真菌此时尚未被全部清除。皮肤真菌感染切勿长期使用糖皮质激素类药膏，容易导致皮疹加重。长期使用抗真菌药和糖皮质激素的复合类药膏，容易导致病情迁延不愈或者出现激素类副作用，需要专科医生判断后使用。

口服药物：病情严重或者局部不适合使用药膏的情况下，可以口服抗真菌药，如特比萘芬片、伊曲康唑胶囊等，需要专科医生诊治，并定期复查肝功能，按照疗程正规使用。

 误区解读

1. 只有不干净的人才会得足癣

这是不正确的。许多人认为足癣是由不良的个人卫生习惯引起的。然而，足癣的发生并不仅仅与个人卫生状况有关，而是由于皮肤接触真菌所致。任何人都可能在公共浴室、更衣室等地方接触到这种真菌。因此，即使个人卫生非常好，也可能因环境因素而感染足癣。

2. 足癣可以自愈，不需要治疗

这是不正确的。常见误解是认为足癣是一种轻微的病症，可以自行消失，无须特别治疗。实际上，足癣不仅不会自愈，还可能加重，甚至诱发丹毒等严重感染，特别是足部多汗患者、糖尿病等免疫力低下患者，更容易加重。足癣需要在医生的指导下治疗，尽量降低复发的可能性。

春夏小烦恼

阳光明媚，天空湛蓝。小王结束了一周繁忙的工作，在周末参加了郊外徒步活动。小王穿着轻便的短裤和运动鞋，度过了一个非常开心愉快的周末。可是当他回到家以后，发现腿上出现了一些红色的疹子，痒得很厉害。起初，他并未在意，认为可能只是皮肤受了伤。然而，几天后，瘙痒更加剧烈，抓了后，部分疹子甚至出现了破溃。小王这才意识到情况的严重性，于是去医院就诊，医生诊断为虫咬皮炎。

 小课堂

1. 什么是虫咬皮炎

虫咬皮炎，又称丘疹性荨麻疹，临床特点为群集或散在的、纺锤形的风团样丘疹，顶端常有小水疱。常伴有剧烈瘙痒。虫咬皮炎是一种常见的皮肤病，是由于昆虫（如蚊子、跳蚤、臭虫、蜱虫等）叮咬人体

虫咬皮炎

皮肤后引起的炎症反应。昆虫叮咬时会将唾液注入人体，其中含有一些蛋白质和抗凝血物质，这些物质可能导致人体产生过敏反应，从而引发虫咬皮炎。

2. 虫咬皮炎的症状

虫咬皮炎的症状可以因人而异，取决于昆虫种类、叮咬部位以及个体的过敏反应。常见的症状包括以下几种。

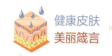
（1）皮肤红肿：叮咬部位出现红色斑块、丘疹、风团，局部皮肤可能肿胀。

（2）瘙痒：叮咬部位出现瘙痒感，导致患者抓挠，严重时可能导致皮肤破损。

（3）疼痛：叮咬部位可能出现疼痛感，尤其是在抓挠后。

（4）水疱：部分患者叮咬部位可能出现水疱，破溃后可能导致感染。

（5）破溃：严重的虫咬皮炎可能导致皮肤破溃，形成溃疡。

（6）感染：抓挠叮咬部位可能导致细菌感染，表现为红肿、疼痛、化脓等症状。

（7）全身症状：部分患者可出现全身症状，如发热、头痛、乏力、恶心、呕吐等。

3. 虫咬皮炎发生的环境

环境因素可能影响虫咬皮炎的发生，如在户外活动、露营、徒步等情况下，暴露在昆虫较多的环境中，容易受到昆虫叮咬。因此，采取有效的防虫措施是预防虫咬皮炎的关键。

 知识扩展 ////

1. 如何诊断虫咬皮炎

（1）病史：患者近期是否在户外活动，是否有昆虫叮咬的经历，以及叮咬部位的症状。

（2）临床表现：患者皮损症状和体征，如红肿、瘙痒、疼痛等，以及是否有水疱、破溃等表现。

（3）体格检查：对叮咬部位进行详细的触诊，了解皮肤的温度、湿度等情况，以及是否有淋巴结肿大等全身症状。

需要注意的是，虫咬皮炎的症状可能会与其他皮肤病（如荨麻疹、湿疹等）相似，因此在诊断时还需排除其他可能的皮肤病。

2. 预防虫咬皮炎的措施

（1）穿着适当的衣物：在户外活动时，尽量穿长衣和长裤，以减少皮肤暴露。选择浅色衣物，因为昆虫对深色衣物更感兴趣。

（2）使用驱虫剂：在户外活动前，可以在暴露的皮肤上涂抹驱虫剂，注意按照产品说明正确使用驱虫剂。

（3）避免接触昆虫滋生的环境：保持居住环境清洁，避免积水、垃圾堆积等环境滋生昆虫。定期清理花盆、水缸等容器内的积水，防止蚊虫滋生。

（4）使用蚊帐。

（5）避免在昆虫活跃的时间外出：尽量避免在黄昏、黎明等昆虫活跃的时间外出，以减少被叮咬的机会。

（6）避免抓挠。

 误区解读

虫咬皮炎是小事，不需要处理

这是不正确的。虫咬皮炎虽然通常是一种轻微的皮肤病，如果不及时或不正确地处理，虫咬皮炎可能导致以下问题。

（1）感染：抓挠叮咬部位可能导致皮肤破损，从而引发细菌感染。

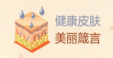
（2）过敏反应：部分患者可能对昆虫叮咬产生过敏反应，严重时可能危及生命。

（3）慢性炎症：如果虫咬皮炎反复发作或未得到及时治疗，可能导致皮肤慢性炎症改变，症状持续较长时间，甚至引起痒疹。

如果皮损较重、病程较长，甚至迁延不愈，建议及时就诊，以便医生根据具体情况制订合适的治疗方案。同时，遵循医生的建议，正确使用药物和护理措施，有助于加速康复。

竟是太阳惹的祸

李大伯今年 60 岁，是个朴实勤劳的农民，他辛勤耕种，是农田的"守护者"。近 8 年来，他的面部、颈部和双手背皮肤陆续出现了红色的疹子，感觉明显瘙痒。他说："从 40 多岁开始，我的身上总会莫名其妙出现一些红疹子，特别是夏天，一晒太阳皮肤就红。"最近，李大伯感觉症状进一步加重了，而且皮疹还长到了胸口和背部，于是来到医院就诊。医生考虑他的发病可能与日光有关，属于光线性皮肤病。

 小课堂 · · · · · · · · · ·

1. 什么是光线性皮肤病

光线性皮肤病，其本质是紫外线或可见光照射皮肤后引起的急性或慢性损伤，主要分为光毒性和光敏性两种。本病春末夏初多见，容易发生于曝光部位，如面部、颈后、耳郭、手背等。病情严重者非曝光部位亦可出现皮损。

2. 光线性皮肤病常见的光感物质

由光感物质引起的有：与食物有关的，如泥螺、香菜、芹菜、灰菜等；与化学品、药品有关的，如化妆品、油彩、染料、煤焦油等，或内用如磺胺类、四环素族、噻嗪类等药物。

3. 预防光线性皮肤病的措施

在炎热的夏季，对光敏感的人要尽量减少户外活动，尤其在上午 9 点至下午 4 点光线较强的时候，需要外出时，可佩戴防紫外线的太阳帽或遮阳伞。注意饮食，应避免过多食用和接触含光感物质的植物，如灰菜、苋菜、荠菜、萝卜叶、油菜、芥菜、马兰头、菠菜、荞麦、马齿苋、莴苣、红花草等。避免服用对光线敏感的药物。

 知识扩展

1. 如何诊断光线性皮肤病

（1）病史：有光感物质接触史和光照史。

（2）临床表现：急性期表现为暴露部位弥漫性水肿性红斑，可有散在的丘疱疹和轻度渗出；慢性期为暗红色苔藓样绿豆至黄豆大小扁平肥厚的丘疹、斑块，境界清楚，搔抓后可呈苔藓样变和表皮剥蚀。

（3）实验室检查：光敏试验和光斑贴试验可以帮助诊治光线性皮肤病。通常选择非光暴露皮肤区域进行测试，如腹部、背部、前臂内侧或大腿内侧等。在光敏试验和光斑贴试验前，患者需注意

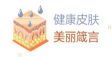
勿服用糖皮质激素、抗组胺药等，以免出现假阴性实验结果。

2. 光线性皮肤病如何治疗

首先要避免日光照射。急性期可以做冷湿敷，也就是用冷生理盐水在晒伤部位做降温处理，一般敷 5～10 分钟，能有效缓解红肿、瘙痒等症状。症状较轻者可以外涂炉甘石洗剂等药品；症状较严重者可根据情况选择糖皮质激素软膏外用药或抗组胺药、激素、羟氯喹、沙利度胺等口服药，需要在医生指导下进行治疗。

 误区解读

1. 光线性皮肤病能用热水烫洗

不能。许多日光性皮炎患者喜欢用热水烫洗皮疹，虽然这样能解一时之痒，但过后会加剧瘙痒，使病情恶化。

2. 光线性皮肤病能经常用肥皂洗澡

不能。经常用肥皂洗澡，过度清洁可破坏皮肤角质层屏障功能，使皮肤更干燥，从而加重瘙痒。

3. 光线性皮肤病能搔抓

不能。瘙痒是光线性皮肤病最常见的临床症状，但是过度搔抓会加重病情。许多患者为图一时痛快，用力搔抓，结果越抓越痒，越痒越抓，形成恶性循环。

变美路上的"绊脚石"

　　李女士是一位职场白领，休息的时候喜欢刷手机，尤其是在各直播间浏览，还经常在带货主播那里购买一些产品，因为比去商场购物更方便，也更便宜。最近，李女士就从某网红带货主播的直播间购买了一款面霜，据说非常好用，既能美白还能淡斑。用了这款面霜，第二天李女士脸上就起了一堆小红点，后面几天越来越严重，还痒得要命。她去医院皮肤科后，医生告诉她这是化妆品皮炎，得停用那款面霜，需要药物治疗。经过一段时间的正规治疗后李女士的皮肤才慢慢恢复。

 小课堂 ●

1. 什么是化妆品皮炎

　　化妆品皮炎是由于使用或接触化妆品（包括生活化妆品的润肤、增白、防晒、祛斑、养发护发剂、口红等，以及文艺化妆品的粉底霜、油彩、水粉等）引起的皮肤炎症反应，患者有明确的化妆品接触史，皮损的原发部位为可疑化妆品接触部位。

化妆品皮炎

2. 化妆品皮炎有哪些症状

　　（1）接触性皮炎型：最多见，表现为接触部位出现的红斑、肿胀、丘疹，重者可出现水疱、糜烂、渗出等。伴有瘙痒、灼热、疼痛、紧绷感等不适感。

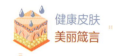
（2）色素沉着型：即皮炎消退后遗留色素沉着，亦见于长期使用同一种化妆品1～6个月后，面部色素加深，呈灰褐色斑，一般无自觉症状，有时伴有轻度瘙痒。

（3）痤疮型：长期应用某一种化妆品1～3个月后在面部出现与毛囊一致的丘疹或脓疱。有时是在轻型痤疮的基础上发生的，使用化妆品后加重。

（4）光敏性皮炎型：应用化妆品（此类化妆品中含有某些光感物质），经日光或紫外线照射后发病，表现为面部红肿、丘疹、水疱等，本型愈后易发生色素沉着斑。

3. 如何避免化妆品皮炎

（1）正确选用化妆品，可根据自身皮肤情况，并考虑季节、个人耐受性等因素选择适合自己的化妆品，同时要注意生产厂家有无国家认证的标识、出厂日期等。另外，不要随便更换化妆品，以减少不良反应的发生。

（2）使用化妆品前，为了避免引起不良反应，最好在医生的指导下先做皮肤斑贴试验，如果为阳性，应当避免使用；若为阴性，说明可以应用。

 知识扩展

1. 出现了化妆品皮炎该怎么办

当皮肤出现红肿、瘙痒这些疑似过敏症状后，要立即停止使用化妆品，避免各种外界刺激，如热水洗、暴力抓、过度日晒等。及时到医院皮肤科就诊（记得带上可疑化妆品），寻求医生的专业帮助，不能随意使用治疗一般皮肤病的药膏，否则，可能会加重化妆品皮炎的症状。

2. 化妆品皮炎的主要治疗方法

（1）外用药物：对于急性期的化妆品皮炎，渗出明显时可用硼酸溶液湿敷。无渗液或慢性期时可外用弱效糖皮质激素如地奈德乳膏等，配合保湿乳膏或霜剂，以修复皮肤屏障。色素沉着者可外用氢醌乳膏、熊果苷乳膏等进行治疗。化妆品痤疮可以涂抹夫西地酸乳膏等治疗。

（2）系统药物：如患者处于急性期，外用药较难控制症状时，可在医生建议下口服小剂量泼尼松。如瘙痒等症状明显时可在外用药的基础上，系统使用抗组胺药、维生素 C、钙剂等。

 误区解读

试用过一次且没有发生问题的化妆品就不会引起化妆品皮炎了

这是不正确的。很多化妆品成分属于半抗原，第一次进入皮肤后可以不引起过敏反应，但是会让我们的免疫细胞记住这类成分，当皮肤再次接触此类化妆品成分时，我们免疫系统中的一些记忆细胞会迅速启动，扩大免疫反应，从而引起化妆品皮炎。所以，使用过的化妆品还有可能引起化妆品皮炎。

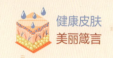

出现湿疹真的不能清洗皮肤吗

　　小宝出生1个月后，头面部出现了一些红色皮疹，晚上睡觉不踏实，不停地摩擦、搔抓皮肤，家长感到非常焦虑。小宝面部红斑、渗出，颈部、肘窝和腘窝皮肤潮红，躯干和四肢皮肤干燥脱屑。到医院就诊，医生诊断是特应性皮炎，并建议外用激素药膏。然而，问题并没有解决，家长反而产生了更多疑惑：比如到该不该洗澡？要不要换成氨基酸奶粉？外用激素药膏有副作用吗？

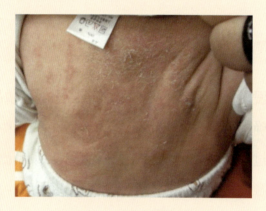

特应性皮炎急性期临床表现

 小课堂

1. 湿疹和特应性皮炎有什么区别

　　关于疾病的命名，可能大家经常会听到"湿疹"这一命名。其实，湿疹是一个广义的概念，可以指一般的皮炎，也可以是皮疹表现的一种描述，表现为多形性皮疹。而特指的湿疹，就是指特应性皮炎。医学界更倾向于使用"特应性皮炎"命名代替"湿疹"，可以让患者更加精确的认识疾病，有助于疾病的护理、预防和规范诊疗。

2. 特应性皮炎是一种怎样的疾病

特应性皮炎是一种会反复发作的、以湿疹为表现的炎症性皮肤疾病，会合并其他过敏性疾病如过敏性鼻炎和哮喘等，具有家族遗传倾向。

3. 特应性皮炎就是过敏引起的吗

特应性皮炎是一种炎症性疾病，虽然有过敏基础，发病机制涉及多个重要环节：

①遗传学机制：多基因遗传，如 *FLG* 基因突变；②免疫学机制：机体产生过度免疫应答，导致皮肤炎症；③皮肤屏障功能缺陷：皮肤屏障受损使变应原、微生物易于入侵，诱导炎症反应发生发展；④加重及诱发因素：免疫性因素（吸入物、食物、微生物、汗液等）和非免疫因素（精神、情绪因素）等多种因素相互作用、相互影响。

4. 特应性皮炎有哪些典型的临床表现

根据不同年龄阶段，有不同的临床表现，最具有代表性的有三类皮疹：①炎性皮疹，红斑、丘疹、水疱、渗出和脱屑；②抓痕；③苔藓样变。此外，还有很多不典型表现：如眼睑下褶皱、耳下裂隙、鼻孔下裂隙、口角炎、唇炎、白色糠疹、毛周隆起、乳头湿疹、甲周湿疹、外阴湿疹、钱币状湿疹、痒疹等。

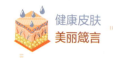
 知识扩展

特应性皮炎如何治疗

特应性皮炎目前无法根治，但可以控制和缓解。治疗目标是改善症状，通过"阶梯治疗"达到疾病长期控制的目的。病程中缓解期和复发期交替出现，绝大多数在儿童期后期症状会显著改善。早期控制缓解后，以后会越来越轻。

治疗分为 3 个部分，为逐级向上的阶梯治疗方案。①基础治疗：健康教育，基础护理，清洁皮肤，滋润保护皮肤，修复皮肤屏障，减少诱发和加重因素；②外用治疗：对于轻度患者，外用激素药膏或者钙调磷酸酶抑制剂；③系统治疗：中重度患者考虑使用免疫抑制剂、生物制剂、小分子药物等。

 误区解读

1. 皮肤出现湿疹样皮疹就是过敏

这是不正确的。特应性皮炎的发病与遗传和环境等因素密切相关，发病机制涉及皮肤屏障功能障碍、免疫应答异常、皮肤菌群紊乱等环节。

2. 婴幼儿只能使用清水洗澡，不能使用洗发水、沐浴露

这是很大的误区。婴幼儿新陈代谢旺盛，出汗、油脂分泌较多，易堵塞毛孔，最早期发生头皮黄色结痂、面颊红色丘疹，会启动炎症反应。如皮肤不能得到有效清洁，各种微生物会定植生长在其表面，从而导致炎症持续发展。正确的沐浴方式可清除皮肤表面

痂皮、减少细菌感染概率、增加皮肤含水量，推荐使用低敏无刺激弱酸性洁肤产品。

此起彼伏的风疹块

最近，娟娟家里有个喜事儿——她的宝贝女儿出生了。有一天，娟娟发现自己身上长了很多圆圆的、痒痒的"小疙瘩"。娟娟妈说："大概是过敏了，你注意饮食就好了。"娟娟寡淡的食物吃了快 1 个月，身上还是在长"小疙瘩"。娟娟实在瘙痒难忍，就去医院就诊。医生仔细询问病史并详细检查发现，娟娟 1 个月前就时不时发乳腺炎，原来是炎症诱发了荨麻疹。经过一段时间的正规治疗，娟娟的乳腺炎和荨麻疹都好了。

 小课堂

1. 什么是荨麻疹

荨麻疹是一种常见的皮肤病。皮疹的典型表现为大小不等的水肿性风团，边界清楚。风团常常在全身广泛发作，也可以散发。皮疹发作和消退无确定的时间或部位，呈现"此起彼伏"的状态。荨麻疹发作还会伴有不同程度的瘙痒。根据病程不同，荨麻疹分为两种：病程 ≤ 6 周为急性荨麻疹；病程 > 6 周则为慢性荨麻疹。慢性荨麻疹具有反复发作、难治性的特点，影响患者的日常生活，甚至引发一系列如焦虑、抑郁等的心理问题。

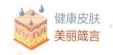

2. 如何判断自己是不是荨麻疹

荨麻疹多数为急性起病。如果突然觉得皮肤瘙痒，很快瘙痒部位皮肤突然出现大小不等的风团，这多半是急性荨麻疹发作了；如果发作超过 6 周，就是慢性荨麻疹。但是如果风团发出来超过 24 小时还不能消退，或者退了以后留下很明显的印子，或者伴有疼痛，风团的存在可能就有其他原因。

3. 荨麻疹有哪些病因

荨麻疹的病因依据来源不同通常分为外源性和内源性。

外源性原因包括物理因素（摩擦、压力、冷、热、日光照射等）、食物（动物性食物如鱼虾类、蛋类等，植物性食物如柠檬、芒果、西红柿等，以及酒、饮料等）、腐败食物和食品添加剂等、药物（免疫介导的相关物质如青霉素、磺胺类、血清制剂、各种疫苗等，非免疫介导的肥大细胞释放剂如吗啡、可待因、阿司匹林等）、植入物（人工关节、吻合器、心脏瓣膜、骨科用钢板或钢钉，以及节育器等）等。

内源性原因包括慢性隐匿性感染（细菌、真菌、病毒、寄生虫等感染，如在少数荨麻疹患者中幽门螺杆菌感染可能是重要的因素）、劳累、维生素 D 缺乏或精神紧张、系统性红斑狼疮、甲状腺疾病、淋巴瘤、白血病、炎症性肠病等。

 知识扩展

1. 荨麻疹怎么治疗

荨麻疹治疗的根本是祛除病因。应详细询问病史以寻找病因、避免接触致病因素。如果无法祛除，应尽量减少各种促发或加重的因素。药物是控制荨麻疹症状的有效措施，要在医生的指导下合理用药。对于急性荨麻疹首选第二代非镇静类抗组胺药，对于喉头水肿或者重症荨麻疹还可以使用糖皮质激素或者肾上腺素；对于慢性荨麻疹，系统治疗的药物包括抗组胺药的单剂或联合使用，生物制剂、免疫抑制剂、糖皮质激素等。

2. 得了荨麻疹，什么情况下需要紧急就医

仅出现少量风团时，有自己怀疑的病因可以先避免病因，继续观察。如果风团持续增多、范围持续增大，瘙痒明显，建议就医治疗。如果出现以下情况需要紧急就医：心慌、烦躁、血压降低等过敏性休克症状；胸闷、呼吸困难、喉梗阻感等累及喉头、支气管的症状；恶心、呕吐、腹痛、腹泻等消化道症状；高热、寒战等全身中毒症状。

误区解读

1. 荨麻疹会传染别人

这是不正确的。荨麻疹发病机制主要为内源性或者外源性过敏原进入机体后，引起人体的免疫细胞如肥大细胞、嗜碱性粒细胞等活化。它不是病原微生物引起的感染性疾病，并不具有传染性。所以几个人食用相同的食物，其中一个人发生了荨麻疹，并不会导致其他人发生荨麻疹。

2. 发了荨麻疹不能洗澡

这是不正确的。荨麻疹患者中，除了个别特殊类型的荨麻疹患者（诱导性荨麻疹如遇水后会诱发荨麻疹等），洗澡一般不会对病

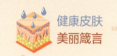
情产生不好的影响。特别是对于慢性荨麻疹患者，发病时间长，不注意清洁皮肤反而会增加皮肤感染的概率。由于高温会加快血液循环、刺激组胺释放，增加皮肤瘙痒，所以荨麻疹患者洗澡的时候，应该将水温控制得不要太高、洗澡时间不要过长。同时，应该使用温和的沐浴露，减少对皮肤的刺激。

📌 **小故事**　荨麻疹命名的由来

"荨麻疹"这一名称起源于欧洲，据说与当地的白色荨麻花有关。这种花以其白色花瓣和金色、黑色相依的花蕊闻名。传说，被荨麻花祝福的人，身体上会留下"独特的印记"。其实荨麻疹的命名，正是由于荨麻草刺伤皮肤后引起的红肿和瘙痒感，与荨麻疹的症状颇为相似，因而得名。

"发如雪"并不美丽

老叶今天穿了件黑衬衫。风一吹，头皮屑就像雪花一样飘落在衬衫上，特别显眼。妻子看见了不无怨气地说："你也太懒了，这两天又没洗头？"老叶很郁闷，解释说："我天天洗，可这头皮屑还是很多，而且头皮也很痒！"在妻子的督促下，老叶到医院就诊。医生说这是得了脂溢性皮炎。在医生的建议下，老叶戒酒戒辣，按医嘱治疗，病情很快得到了控制。衣领上也干干净净了。

小课堂

1. 什么是脂溢性皮炎

脂溢性皮炎是一种常见的慢性、浅表性、炎症性、复发性皮肤病，它多发病在皮肤油脂分泌较多的部位，如头皮、面部、胸部和背部等。常见症状：皮肤红斑、瘙痒，头皮脱屑（头皮屑），亦可见鳞屑呈现油腻或结痂状。它常见于成人，也可发生于婴儿。个人压力增大，天气变化，或使用不适当的皮肤护理产品都有可能加重病情。

2. 脂溢性皮炎的成因是什么

脂溢性皮炎的确切成因尚未完全明确，通常认为是人体内在因素与外在因素共同作用的结果。目前的研究认为，脂溢性皮炎的发病与皮肤上的真菌（如马拉色菌属）感染有关，而皮肤脂质成分的异常为马拉色菌滋生感染提供了有利环境。此外，遗传因素、免疫反应以及皮肤屏障功能受损也可导致该病的发生、发展。帕金森病、HIV 感染者可伴有严重的脂溢性皮炎。

3. 如何预防脂溢性皮炎，减轻脂溢性皮炎症状

预防脂溢性皮炎，减轻脂溢性皮炎的症状通常需要以下措施：①使用温和的皮肤清洁剂，避免使用刺激性的肥皂或洗面奶。②保持皮肤适当湿润，使用无香料无刺激性的保湿霜。③避免摩擦或抓挠患处，以减轻炎症、减少感染的风险。④因为辛辣食物可促进皮脂腺分泌，使鳞屑增多，瘙痒加重；应均衡饮食，避免辛辣饮食。⑤因为压力会加重症状，应适当参加锻炼，适时调节心情舒缓情绪，建立积极健康的行为方式。

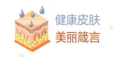

 知识扩展

1. 脂溢性皮炎的治疗方法有哪些

脂溢性皮炎的治疗，中西医有很多方法。

（1）中医方面，以辨证论治为基础，内服药以清热凉血、疏风止痒为主；外治方法多样。另外还有穴位埋线、针刺梅花针等。

（2）西医方面，通常包括以下几种方法。

1）局部抗真菌药物治疗：常用药物包括 2% 酮康唑、1% 环吡酮胺、2.5% 二硫化硒等，这类药物可以帮助抑制皮肤上的真菌生长。

2）抗炎药物治疗：①局部使用低效糖皮质激素乳膏，可以减轻炎症和红肿，但不建议长期使用；②钙调磷酸酶抑制剂，有抗炎抗真菌作用。

3）角质溶解剂治疗：包括煤焦油、水杨酸和吡啶硫酮锌洗发水等。但婴儿脂溢性皮炎治疗中应谨慎使用。

4）物理治疗：包括红光、强脉冲光、窄谱中波紫外线、光动力疗法、射频治疗等。

2. 所有头皮屑都是脂溢性皮炎的表现吗

不是所有头皮屑都是脂溢性皮炎的症状。头皮屑可以由多种原因引起，包括皮肤干燥、使用不适合的护发产品、皮肤其他疾病（如头癣、银屑病）等。脂溢性皮炎引起的头皮屑通常伴随有油腻的鳞屑、瘙痒和红斑症状。如果头皮屑伴随其他症状持续存在，建议咨询皮肤科医生以确定确切的原因并接受适当的治疗。

误区解读

脂溢性皮炎是由不良的个人卫生习惯引起的

这是不正确的。脂溢性皮炎与皮肤上的真菌（如马拉色菌属）过度生长、遗传因素、免疫系统反应以及激素水平变化等因素有关，并非由不良的个人卫生习惯引起。因为担心清洁力度不够而过度清洁或使用刺激性强的肥皂和洗发水，反而可能会加重皮肤干燥和相关症状。因此，应当使用温和的清洁产品，并避免过度清洁。

小毛病，大烦恼

晚上有大学同学聚会，小丽兴奋地拿出准备好的连衣裙。可是看着镜子中红肿脱皮的嘴唇，她像霜打的茄子，扫兴地摇摇头，这个唇妆是没有办法化了。唉，这扰人的唇炎，为什么偏偏这个时候发作啊！

小课堂

1. 什么是唇炎

唇炎是唇部的急性或慢性炎症，常累及唇红和唇红缘，也可累及周围皮肤和口腔黏膜。唇炎的常见症状包括红肿、干燥、脱皮，可伴有瘙痒和烧灼感。如果面积较大，可能还会影响进食和说话。

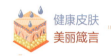

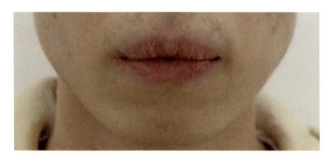

唇炎典型临床表现

2. 为什么会出现唇炎

接触过敏原或者一些致敏物质（如唇膏、牙膏、金属、假牙等）；环境因素（如紫外线、干燥和寒冷环境等）；个人习惯性舔唇、咬唇等；进食辛辣刺激或者过热食物；心理压力大；真菌感染；药物引起（例如口服异维 A 酸用于痤疮治疗）；伴发于其他皮肤疾病（如扁平苔藓、梅 - 罗综合征等）；还有部分患者是"特应性唇炎"，常见于有特应性皮炎或有特应性疾病病史的患者。

3. 唇炎患者日常需要注意哪些问题

（1）多饮水，保持身体的水分。

（2）外涂护唇膏：选择含有滋润成分，如凡士林、维生素 E、甘油等的护唇膏。在户外活动时可以用具备防晒功能的护唇膏。

（3）避免习惯性舔唇和咬唇。减少口红、唇蜜等的使用。

（4）戒烟戒酒，多吃富含维生素的食物，多饮水，减少摄入辛辣和刺激性食物，增强身体免疫力，保持心情愉悦。

（5）尽量避免去寒冷干燥的地区，如果要去，则需要佩戴围巾或面罩，保护唇部免受寒冷和风的刺激。

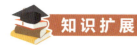 **知识扩展**

1. 唇炎的分类有哪些

唇炎的病因复杂，类型多样。根据病因和病理分类，唇炎可分为接触性唇炎、光线性唇炎、剥脱性唇炎、腺性唇炎、良性淋巴组织增生性唇炎、肉芽肿性唇炎、梅 - 罗综合征和浆细胞性唇炎等。

2. 唇炎该如何治疗

唇炎的治疗目标为针对病因，改善症状，预防或减少复发。一旦发现唇炎，建议医院就诊，明确唇炎类型，确定可能导致唇炎的致病因素，如过敏原或刺激物等，并尽量避免接触这些因素。可适当补充 B 族维生素。平时使用凡士林或氧化锌软膏进行保湿和修复。在医生的指导下，必要时局部使用糖皮质激素软膏或钙调磷酸酶抑制剂乳膏。对于化脓性唇炎，应局部使用抗生素软膏。对于可疑的、持久的糜烂或增厚区域，建议进行皮肤活检，以确定病变性质。

 误区解读

得了唇炎后不能用润唇膏

这是不正确的。我们建议选择成分简单的甘油或者凡士林保持局部湿润并杜绝外界不良刺激；也可以选择含神经酰胺、角鲨烷、透明质酸钠等成分的润唇膏，在有效保湿的同时还有助于修复皮肤屏障。不建议使用含苯酚、水杨酸等去角质成分的润唇膏以及口红。

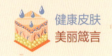

日常用药需谨慎

　　老王因脚趾关节红肿疼痛就医，被诊断为痛风。医生建议控制饮食，并需要进行血液检查明确是否有尿酸升高。然而，老王觉得验血太麻烦，听朋友说有一种很厉害的降尿酸止痛药，便自行购买并服用。1 个月后，老王的疼痛好转，但出现了发热、乏力不适，全身皮肤潮红，大量鳞屑，于是再次到医院就诊。医生发现老王自行购买的药物主要成分是别嘌呤醇，并且已经出现了全身皮疹，考虑是重症药疹。经过各项检查和 2 个月治疗，老王才逐渐恢复正常。

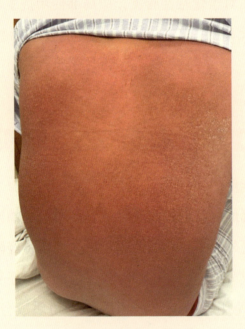

药疹的典型临床表现

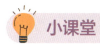 **小课堂**

1. 什么是药疹

药疹，又称为药物性皮炎，是指药物通过口服、注射、吸入等各种途径进入人体后引起的皮肤、黏膜的炎症性损害。严重者可累及机体其他系统，如肝脏、肾脏、肺、血液系统等。

2. 发生药疹的原因有哪些

引起药疹的药物种类繁多，主要包括抗生素、解热镇痛药、催眠镇静与抗癫痫药、异种血清制品及疫苗、抗痛风药物、主要作用于心血管系统的药物以及某些中药等。

药疹的发病原因，与多种因素相关，如个体差异、药物代谢异常、药物剂量和用法不当、药物相互作用等，其他因素还包括患者年龄、性别、疾病状态（如肝肾功能不全、免疫系统疾病等）以及环境因素（如紫外线照射）等，也可能对药疹的发生起到一定影响。

需要注意的是，药疹的发生机制复杂多样，不同药物引起药疹的机制也可能不同。因此，在使用药物时，应严格按照医生的建议和指导进行，避免自行滥用药物或更改药物剂量和使用方式。如果出现药疹等不良反应，应及时就医并告知医生所使用的药物情况，以便医生进行诊断和治疗。

3. 药疹有哪些临床表现类型

常见的药疹包括固定性药疹、荨麻疹型药疹、麻疹型或猩红热型药疹、湿疹型药疹等，重症药疹包括多形红斑型药疹、大疱性表皮松解型药疹、剥脱性皮炎型药疹等。本案例中，老王服用了别嘌呤醇导致了全身皮疹，潮红脱屑，即剥脱性皮炎型药疹。

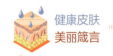

 知识扩展

1. 诊断药疹需要关注哪些问题

医生诊断药疹时，会询问病史和完善各项检查，通过综合分析，得到准确的诊断结果。

（1）询问病史：帮助医生了解患者的用药情况、过敏史以及可能的诱发因素。

（2）完善各项检查：医生可能会进行一些检查。皮肤检查：观察皮损的形态、分布和特征等；血液检查：如血常规、肝肾功能、电解质等，评估患者的整体健康状况；其他检查：如尿液检查、免疫学检查、基因学检测以及组织病理学检查等。

2. 药疹如何治疗

药疹的治疗主要包括：病因治疗，明确病因，立即停用可疑的致敏药物；抗过敏治疗，根据病情的轻重程度，采取相应的抗过敏治疗，轻症患者采用抗过敏药物和钙剂治疗，重症者会使用糖皮质激素类药物；加强护理，采用支持疗法，避免再次发生交叉过敏性反应等。

对于重症药疹的治疗，主要包括停用致敏药物：一旦确诊为重症药疹，需要立即停药；足量使用糖皮质激素，保护重要脏器如肝脏、肾脏等，减少并发症及后遗症，临床症状控制以后，逐渐减量至停药；如果有过敏性休克，需要积极抗休克治疗；在治疗过程中，需要特别注意皮肤护理、营养支持，以及水、电解质代谢平衡等。

以上措施都需要在医生的指导下进行，以确保患者得到及时、有效的治疗。

误区解读

1. 药物一开始服用没有反应，就可以继续服用

这种观点是错误的。药疹的发生需要一定反应期，药疹的免疫反应并不是立即发生的，而是需要一定时间，反应期可以数小时或数天，也可以达到数周，甚至更久。

2. 药疹只是皮肤病，不需要进行血液检查

这种观点是错误的。出现药疹到医院就诊，医生会做血液检查，以此获取患者整体健康状况和药物反应的重要信息。药疹不仅是皮肤问题，还可能涉及全身多个系统。血液系统检查有助于评估患者的肝脏、肾脏、肺等重要脏器的功能状态，因为一些药物或其代谢产物可能对这些脏器造成损伤。对于重症药疹患者，医生需要更加密切地监测其脏器功能，及时发现并处理可能出现的脏器损伤，以及帮助调整治疗方案，保护患者生命健康。

为什么年纪大了皮肤总发痒

老张刚刚洗完澡，坐在沙发上看电视，两只手不停地搔抓小腿、手臂、背部，有的地方已经有了浅浅的血痕。他边挠边嘟囔着："洗澡热水烫一烫，丝瓜巾搓一搓倒是挺舒服的，但是怎么更痒了？"这时，老伴儿拿过来一瓶尿素乳膏，细心地给他涂抹起来。老张的瘙痒略微地缓解了一些。禁不住老伴儿的反复劝说，固执的老张最终决定去医院看皮肤科。医生告诉

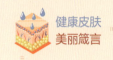

他这是老年皮肤瘙痒症，经过医生的健康宣教和一段时间的规律用药，老张的老年皮肤瘙痒症基本控制住，终于不用半夜在被窝里被痒醒了。

 小课堂 ● ● ● ● ● ● ● ● ● ● ●

1. 什么是老年皮肤瘙痒症

老年皮肤瘙痒症是指发生于老年期（年龄 > 60 岁或 65 岁），仅有皮肤瘙痒而无明显原发皮疹，且每日或几乎每日瘙痒并持续 6 周以上的疾病。瘙痒可分为局限性（常见于头皮、小腿、肛周等）和全身性。长期反复的搔抓可使皮肤肥厚苔藓化，甚至继发细菌感染。

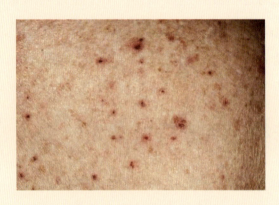

老年皮肤瘙痒症的临床表现

2. 为什么会出现老年皮肤瘙痒症

老年皮肤瘙痒症是老年人皮脂腺萎缩、皮脂分泌减少、激素水平低下，导致皮肤干燥引起的。可伴发于系统性疾病，包括糖尿病、肾功能障碍、肝脏或血液疾病、甲状腺功能亢进、胆管疾病、恶性肿瘤、肠寄生虫病、神经系统疾病（脑或脊髓肿瘤）、风湿性疾病等。广义的瘙痒可由一些皮肤病引起，主要有湿疹、荨麻疹、食物过敏、虫咬、疥疮等。

3. 老年皮肤瘙痒症患者日常需要注意哪些问题

（1）合理清洁皮肤：避免过度清洁和暴力搓澡。洗澡时间一般不超过 15 分钟，避免热水烫，水温 35～40 摄氏度为宜，尽量避免使用碱性肥皂，应选择偏中性或弱酸性的沐浴产品，避免使用搓澡巾等。可适当泡澡。

（2）做好皮肤保湿：沐浴后用棉质毛巾轻压皮肤，吸干水分，及时足量涂抹保湿乳，尤其是四肢伸侧。如皮肤干燥、反复瘙痒，可增加保湿霜使用次数。

（3）选择合适的衣物：贴身衣物选择纯棉质地，避免毛织、化纤类衣物或其他粗糙衣物直接接触皮肤。

（4）健康的生活习惯：矫正习惯性或慢性搔抓，打破搔抓—瘙痒恶性循环。注意饮食均衡，适当运动和社交，保持良好的睡眠和心情。

 知识扩展

1. 老年皮肤瘙痒症的发病机制有哪些

老年皮肤瘙痒症病理生理学机制包括皮肤屏障功能障碍、皮肤免疫反应以及中枢和周围神经病变。老年人皮肤屏障功能下降，pH 增高，碱性 pH 会增加皮肤中丝氨酸蛋白酶的活性，导致蛋白酶激活受体 2（PAR2）的激活，皮脂腺和汗腺活性降低等，这些

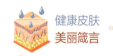
原因均可参与干燥症和慢性瘙痒的发生。衰老引起的免疫系统转变，称为免疫衰老，与慢性瘙痒有关。无髓鞘、非组胺敏感性的外周 C 型神经纤维的信号传递参与瘙痒的发生。

2. 老年皮肤瘙痒症如何治疗

外用保湿乳是瘙痒患者的基础治疗。使用类似于生理性皮肤脂质（神经酰胺、胆固醇、脂肪酸等）的混合性保湿剂，用于滋润角质层，恢复皮肤屏障功能，减少水分丢失，缓解瘙痒。外用皮质类固醇可有效治疗各种皮肤炎性疾病，而减轻炎症可改善相关瘙痒。但需考虑到长期使用激素的副作用，如皮肤菲薄、毛细血管扩张以及全身吸收后的风险。局部外用钙调磷酸酶抑制剂，如他克莫司或吡美莫司，该类药物具有直接抗炎和作用于外周神经发挥止痒的作用，适用于长期主动维持治疗。另外，窄谱中波紫外线（NB-UVB）疗法因其耐受性好且不良反应少，对老年人来说是一个不错的治疗选择。系统治疗可以口服抗组胺药，如氯雷他定、西替利嗪等。

 误区解读

老年皮肤瘙痒症只是皮肤病，医生让我做检查是小题大做

这是不正确的。的确，大部分老年皮肤瘙痒症是由于老年皮肤干燥引起的。但是对于顽固性、难治性的老年皮肤瘙痒症。我们建议进行血液检查、尿液检查、影像学检查等，排除前文所提到的系统性疾病的可能。

"牛皮癣"是"癣"吗

　　小李是一个热爱阳光和户外运动的姑娘。从某天开始，小李的皮肤突然出现了红色、厚重、覆盖着银白色鳞屑的斑块，这让她感到非常困扰。周围人说他得了牛皮癣，但小李并不明白这是怎么回事儿，于是去看医生。医生告诉她，牛皮癣并不是传染病，而是一种免疫性疾病——银屑病。医生为小李制订了治疗方案。按医嘱治疗并坚持健康生活方式，小李的病情得到了控制，也明白了牛皮癣的真相，学会了正确面对疾病，重拾自信，快乐生活。

 小课堂

1. 什么是银屑病

　　银屑病是免疫介导的多基因遗传性皮肤病，多种环境因素如外伤、感染及药物等均可诱导易感患者发病。银屑病的典型临床表现为皮肤红色丘疹、斑块、鳞屑等，可发生于全身各个部位，也可累及关节及其他系统，被认为是一种系统性炎症性疾病。

2. 为什么把银屑病称为牛皮癣

　　银屑病被人们俗称为"牛皮癣"，虽不确切，但这是千百年来形成的通俗叫法。关于银屑病，中医古籍中记载："牛皮癣状如牛领之皮，厚而且坚。"银屑病在中医记载中别称为"白疕疮、蛇虱"，而关于牛皮癣的中医记载则将其描述为"生于皮肤，形如疹

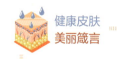
疗，色白而痒，搔起白皮"，可能就是我们目前认为的"银屑病"。

而"癣"在现代医学被认为是由真菌感染所致的皮肤疾病，人与人之间可相互传播，如手足癣、甲癣等，而银屑病并不是由真菌感染所致，也不具备传染性，因此命名为"癣"是不科学的。尽管"牛皮癣"这一称呼并非医学术语，但在一些地区或民间中仍然被广泛使用。

3. 为什么会出现银屑病

银屑病是一种慢性复发性、炎症性皮肤病，具有遗传倾向。其发病机制尚未完全明确，但主要发病原因包括遗传因素、免疫因素，以及环境与代谢因素等。

 知识扩展 ///

1. 银屑病的诊断方法有哪些

临床上，医生通常通过详细的病史询问和体格检查可以诊断银屑病。银屑病可分为寻常型、关节病型、脓疱型及红皮病型这四型，其中寻常型占 90% 以上，其他类型多由寻常型银屑病转化而来，并且各型有时共存。银屑病主要根据典型的临床表现进行诊断，一些情况下，需要结合其他方式辅助诊断，比如组织病理学检查等。

2. 银屑病该如何治疗

银屑病目前的治疗方法众多。通常根据患者疾病的严重程度选择不同的治疗方案。对于轻度患者，通常采用外用药物及物理治疗，对于中重度银屑病患者，则应使用系统性治疗，传统的系统治疗药物包括维 A 酸类药物、甲氨蝶呤、环孢素等，而新型生物制剂及小分子药物的应用为银屑病治疗提供了更强有力的武器。

 误区解读

听说有偏方可以治愈银屑病

这个观点是错误的。治疗银屑病一直是患者关注的焦点，他们常问："银屑病能痊愈吗？""银屑病等断根吗？"这是一个现实而复杂的问题。银屑病类似高血压、糖尿病等内科慢性疾病，其病因复杂，目前尚无完全根治的方法。因此一些患者可能会去尝试所谓"偏方""秘方"，而结果往往适得其反，病情反而加重。因此，理性对待银屑病的治疗至关重要。避免盲目治疗，务必在正规医疗机构寻求专科医生的指导。不要轻信宣称"治愈"或"根治"银屑病的谣言，这种说法缺乏科学依据。尽管银屑病顽固，但并非绝症，目前存在多种治疗手段可以有效控制银屑病，一些患者经过有效治疗后可以避免复发，提高生活质量。

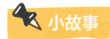 **银屑病的"冬重夏轻"**

小李一直深受银屑病困扰。每到冬天他就格外发愁，因为身上的红斑和鳞屑会增多，瘙痒也更剧烈。但神奇的是，一到夏天他的症状就会明显减轻。夏天的阳光似乎有种神奇的"魔力"，能让他的皮肤好转许多。每当冬天小李因为病情加重心情低落的时候，就期盼着夏天的到来。银屑病在冬季加重、夏季缓解，可能与多种因

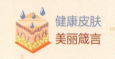

素有关。综合而言，寒冷干燥、缺乏阳光、感染等因素可能共同导致银屑病"冬重夏轻"的现象。

粗糙的"鸡皮肤"

　　夏天到了，又到了可以穿裙子的季节。一天，妈妈突然发现女儿芳芳的双臂上长满了一粒粒的小丘疹，密密麻麻就像"鸡皮"。再仔细一看，大腿上也同样如此，妈妈和芳芳傻眼了，这可怎么穿裙子呀！是不是得了什么奇怪的病啊？妈妈赶忙带芳芳到医院就诊。通过检查，芳芳被医生诊断为毛周角化病，本病的发生与遗传因素有关，并开具了外用治疗药物。芳芳回家询问爸爸，果然爸爸也有同样的疾病。经过一段时间的正规治疗，芳芳的皮肤问题好转了。

 小课堂 ● ● ● ● ● ● ● ● ● ●

1. 什么是毛周角化病

　　毛周角化病，又称毛发苔藓，是一种慢性毛囊角化性皮肤病。其特征为在毛囊口内有一个小的角质栓或如针头大与毛孔一致的角化性丘疹，伴有程度不等的毛囊周围红斑。轻型患者常于儿童期发病，至青春期发病率最高，以后随着年龄增长皮疹可逐渐好转，故可视为生理性的疾病，但严重的毛周角化病对患者的外观产生一定困扰，增加患者的心理负担。

2. 为什么会出现毛周角化病

毛周角化病可以是独立性皮肤病，也可以是其他疾病的症状之一。营养缺乏可诱发本病。在皮质醇增多症（库欣综合征）、甲状腺功能减退及服用糖皮质激素的患者中，本病的发病率可增高或病情加重，提示内分泌代谢障碍可能与本病的发生有关。毛周角化病的最常见病因是遗传因素，为常染色体显性遗传病，伴有可变的外显率。发病与 18 号染色体短臂上一个基因易位和缺失有关。在女性患者，提示为 X 连锁显性遗传。

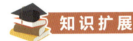 **知识扩展**

1. 毛周角化病为什么又叫"鸡皮肤"

毛周角化病好发于上臂的后外侧（92%）、大腿伸侧（52%）和臀部（30%）。严重病例还可发于面部、肩胛、前臂和小腿，偶见泛发性分布。皮损表现为针头大而顶部尖锐的毛囊性丘疹，呈暗红色、褐色或正常皮色。丘疹顶端有一个灰褐色或灰白色的圆锥状角质栓，是由浓缩的皮脂分泌物和毛囊上皮细胞聚集在毛干周围而构成，其中可见一根毳毛穿出或蜷曲其中。剥去角栓后，其顶端留下一个微小的杯形凹窝，其凹窝中很快又有新的角栓长出。有些患者角栓不明显，为针头大小的角化性丘疹。皮损发生于每个毛囊口处，簇集成群但不融合，类似"鸡皮"，故又称"鸡皮肤"。

2. 毛周角化病如何治疗

毛周角化病在人群中发病率高达 50%，轻型患者常于儿童期发病，至青春期发病率最高，然后随着年龄增长皮疹可逐渐好转，故

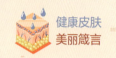

本病可视为生理性的，具有一定的自限性，预后良好。但治疗方法有限，对于病情较轻的患者，一般无须特殊治疗。重者可在医生的指导下口服维生素 A、维生素 E，可以减轻症状。外用 0.1% 维 A 酸乳膏及他扎罗汀乳膏、10%～20% 尿素霜、2% 水杨酸乳膏、10%～20% 鱼肝油软膏，行矿泉浴等均能使症状改善。

 误区解读

得了"鸡皮肤"，应该少吃鸡肉，否则会加重

这是不正确的。毛周角化病本身与鸡没有任何关系，只是其患处皮肤粗糙，状如"鸡皮"而得名。病情较轻的患者，一般无须特别治疗；病情严重者应在医生指导下进行药物治疗。毛周角化病与饮食无确切关系。该病常于儿童期发病，至青春期发病率最高，以后随着年龄增长皮疹可逐渐好转，故患者应正确认识和面对疾病，因为本病可视为生理性的，具有一定的自限性，预后良好。

青春不"痘"留

小帅是一名 13 岁的男生，最近情绪低落，不愿和同学们一起参加集体活动，学习成绩也逐渐下滑。原来他前段时间脸上和胸背部出现了大量的红色"小包"，有些还有破溃、流脓及疼痛。他觉得自己是个"异类"，和其他小朋友都不一样。但他妈妈觉得这是正常的"青春痘"，过一段时间就会好的，就一直没有去医院就诊。小帅的爸爸关注到了孩子的情况，带他到医院进行了全面系统的治疗，症状得到了缓解，小帅也恢复了正常的生活，收获了本该属于他的快乐青春。

 小课堂

1. 什么是痤疮

痤疮，俗称"青春痘"，是一种累及毛囊皮脂腺单位的慢性炎症性疾病，好发于 15～30 岁的青年男女。痤疮的发生主要与雄激素旺盛引起皮脂分泌增加、毛囊及皮脂腺导管上皮过度角化、痤疮丙酸杆菌感染、炎症及免疫反应等有关。

2. 痤疮有哪些症状

痤疮主要特征是粉刺（包括闭口和开口粉刺）、炎性丘疹、脓疱，甚至出现囊肿、结节。易遗留炎症后色素沉着及各种瘢痕（包括凹陷性瘢痕和增生性瘢痕）。

3. 痤疮该怎么治疗

痤疮的治疗主要是由症状严重程度决定的，包括外用药及口服药治疗，也包括激光、化学换肤等物理治疗方法。

（1）外用药：第一大类是外用维 A 酸类药物，最常用的是阿达帕林。外用维 A 酸有一定的刺激性，通常可以逐步耐受。第二大类是抗菌药物，主要包括过氧苯甲酰和其他外用抗生素，如红霉素、林可霉素、克林霉素以及夫西地酸等。

（2）口服药：口服抗生素是中重度痤疮的常见治疗方法，目前常用米诺环素或多西环素等，其次是大环内酯类如红霉素、罗红霉素、阿奇霉素等；需要注意的是，规范使用抗生素非常重要。第

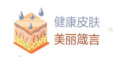

二类是口服异维 A 酸。常见皮肤黏膜干燥等不良反
应，需要定期监测肝功能和血脂。第三大类是口服抗
雄激素类药物，包括雌激素、孕激素、螺内酯和胰岛
素增敏剂等，适用于女性青春期后、经期前明显加重

口服异维 A 酸

的痤疮，以及具有高雄激素表现的痤疮，或常规治疗反应差的
痤疮。

（3）物理治疗：根据痤疮不同临床表现和皮肤状态，可以选
择不同的治疗方式并可将之进行组合化，如化学剥脱、LED 光（红
光、蓝光、黄光等）、光动力治疗、强脉冲光、染料激光、非剥脱
点阵激光、射频等。

 知识扩展

1. 如何诊断痤疮

（1）病史：患者有痤疮家族史，皮肤油腻，喜食甜食等。

（2）临床表现：面部、胸背部等皮脂腺丰富的部位出现粉
刺、丘疹、脓疱、囊肿或结节，后期可能发生炎症后色素沉着或凹
陷性 / 增生性瘢痕。

（3）实验室检查：肥胖、月经不调疑有多囊卵巢综合征的女
性患者可以进行性激素水平和妇科 B 超检查。

2. 痤疮患者的饮食和皮肤护理需要注意些什么

（1）目前有两类饮食和痤疮的发生明确有关：一种是高血糖
指数（GI）食物，另一种是高乳制品饮食，这两种饮食都可以促进
胰岛素及胰岛素样生长因子 -1（IGF-1）的分泌，引起胰岛素抵

抗，增加皮脂腺分泌。因此，建议"长痘痘"的小伙伴们避免食用高糖食物或油腻食物，限制牛奶，尤其是脱脂牛奶的摄入。

（2）痤疮患者大多有过度清洁皮肤的不良习惯，长期使用碱性、含皂基的清洁用品，加重皮肤屏障的受损；治疗过程中，外用药物或口服异维 A 酸，以及不当的化学剥脱、激光术后护理不当都会导致皮肤敏感。因此，痤疮患者的皮肤护理需要温和清洁，配合皮肤屏障修复类保湿剂，同时做好防晒。

 误区解读

"青春痘"不用治疗，过了青春期就会好

这是不对的。部分痤疮在青春期后可能会缓解，但不是所有痘痘都会自愈，部分人可能长期受此困扰。尤其是重度痤疮，若没有及时治疗，后期还会遗留瘢痕和炎症后色素沉着的可能。因此早期及时治疗，尤其是重度痤疮的积极治疗，可以防止或减轻瘢痕等后遗症的发生。

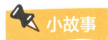 **小故事**　"痤疮"命名的起源

"痤疮"一词可能是在 6 世纪由君士坦丁堡的医生 Aetius Amidenus 首次使用，他将痤疮命名为"ionthos"（íovθωξ）或"acnae"，意思为在生命的"acme"（顶点），即青春期，发生在脸上的病变。

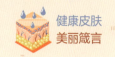
花儿别样"红"

　　刘女士是一位演艺人员，近2年面部反复出现潮红，尤其是在受热后或情绪激动后更为明显，不能上妆，影响演出，也影响夜间睡眠，这导致她的情绪特别焦虑，在尝试了各种网上所谓的"小妙招"后，症状还是没有得到改善，甚至有加重趋势。终于，她下定决心到医院就诊，被医生诊断为"玫瑰痤疮"，在医生的指导下合理护肤配合药物治疗后，皮肤状态趋于稳定。

 小课堂

1. 什么是玫瑰痤疮

　　玫瑰痤疮是一种好发于面中部，主要累及面部血管、神经及毛囊皮脂腺单位的慢性复发性炎症性疾病。好发于20～50岁女性。发病原因主要包括：遗传因素、神经血管调节功能异常、皮肤免疫异常、皮肤屏障功能障碍以及微生态紊乱等。

2. 玫瑰痤疮有哪些症状

　　玫瑰痤疮主要表现为面部阵发性潮红、周期性加重的持续性红斑或丘疹、脓疱、毛细血管扩张等，少数患者可出现增生肥大及眼部改变。常伴有瘙痒、紧绷感、灼热或刺痛、皮肤干燥等症状。主要分为四个类型：红斑毛细血管扩张型、丘疹/脓疱型、增生肥大型和眼型。

3. 玫瑰痤疮该如何治疗

玫瑰痤疮的治疗为根据不同临床表现，选择合适的治疗方案。

（1）阵发性潮红/持续性红斑：轻度红斑，只需修复皮肤屏障，做好防晒；相对严重的红斑，可以口服多西环素或米诺环素、羟氯喹等药物，严重者可使用0.5%酒石酸溴莫尼定凝胶。在皮损稳定期，可考虑使用强脉冲光（IPL）、脉冲染料激光（PDL）或掺钕钇铝石榴石激光（Nd:YAG激光）器治疗毛细血管扩张。阵发性潮红、灼热感强烈的患者，可考虑服用卡维地洛或普萘洛尔。有明显焦躁、忧郁情绪的患者，可在精神科医生的指导下短期服用抗抑郁药物。

（2）丘疹、脓疱：轻度患者可选择外用药治疗，如甲硝唑、壬二酸、克林霉素、红霉素或伊维菌素等外用制剂。若较为严重的丘疹、脓疱，首选口服多西环素或米诺环素，必要时联合口服羟氯喹。

（3）增生肥大：首选口服异维A酸配合外用药。已形成结节状增生者，可使用二氧化碳激光、铒激光治疗或外科切削术及切除术治疗。

（4）眼部症状：有明显眼部症状的患者，可使用环孢素滴眼液，但在感染期禁用。如干眼症状明显，给予人工泪液。睑板腺相关角膜结膜病变时，应转至眼科，在专科医生的指导下治疗。

 知识扩展

1. 如何诊断玫瑰痤疮

（1）病史：好发于面颊部、鼻部、口周。排除其他诱因引起

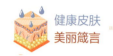

的阵发性潮红后，包括外用药物（如糖皮质激素类）、系统药物（如异维 A 酸等）、局部化学治疗或光电治疗、月经期或围绝经期症状和系统疾病（如类癌综合征等）。

（2）临床表现：阵发性潮红、丘疹和 / 或脓疱、毛细血管扩张和部分眼部表现（睑缘毛细血管扩张、睑缘炎等）。

（3）实验室检查：可以配合皮肤镜、反射式共聚焦显微镜或者皮肤病理检查，以进行鉴别诊断。

2. 玫瑰痤疮的皮肤护理需要注意些什么

注意尽量不用过热或过冷的水洗脸，尽量减少面部局部按摩及摩擦动作，避免过度清洁。应避免使用"三无"护肤品，慎用隔离霜及彩妆。可在医生指导下选择刺激性低、适合自己的护肤品，修复皮肤屏障。同时，需要注意防晒，除了物理防晒，还可选择配方精简、以物理性遮光剂为主的防晒霜。

 误区解读

面部红斑都是玫瑰痤疮

这是错误的。玫瑰痤疮的临床表现多样，对于以持续性红斑为表现的患者，需要与面部湿疹 / 特应性皮炎、接触性皮炎 / 光敏性皮炎、面部脂溢性皮炎、激素依赖性皮炎、系统性红斑狼疮、红斑型天疱疮、银屑病等鉴别，需要仔细询问病史和观察皮损，必要时进行一些实验室检查或皮肤病理检查。

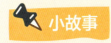 **小故事**　　玫瑰痤疮的命名

1834 年，英国医师 Robert Macnish 在其著作 *Anatomy of Drunkenness* 中对玫瑰痤疮（rosacea）的命名起源进行了描述——鼻部布满葡萄酒色丘疹，双颊呈现出类似红葡萄酒的深红色。这一经典论述首次将玫瑰痤疮的皮损特征与酒精性潮红相关联，但存在局限性，Macnish 所描述的实为玫瑰痤疮的鼻赘亚型，其病理特征为鼻部结缔组织增生及皮脂腺肥大。然而，现代流行病学研究证实，仅约 3%～10% 的玫瑰痤疮患者进展至鼻赘期，超过 90% 的病例表现为毛细血管扩张型或丘疹脓疱型，其特征性症状为面中部阵发性潮红、持续性红斑及炎性丘疹，并不伴随鼻部结构改变。

一夜之间的"头秃"

阳光明媚的周日清晨，小李起床后思考着要梳什么样的发型出去郊游。突然间，她从镜子中看到头顶有个圆圆的区域没有了头发，便惊慌地找到母亲。小李妈妈一看，惊呼道："哎呀！这不就是别人说的'鬼剃头'嘛！我现在就去给你找块儿生姜擦一擦！"小李擦了两天生姜，不但头发没长起来，头皮还又红又痛，于是她急忙到医院就诊。通过检查，医生说小李这是患了斑秃。经过一段时间的正规治疗，小李的头发恢复如初。

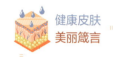

 小课堂 ● ● ● ● ● ● ● ● ● ● ●

1. 什么是斑秃

斑秃是一种炎症性非瘢痕性脱发，典型表现为突然发生的边界清晰的圆形或卵圆形斑片状脱发，脱发区域皮肤基本正常。斑秃主要发生在头发，但也可累及胡须、眉毛、睫毛、腋毛及阴毛等部位。斑秃一般无明显自觉症状，大多在不经意间发现。斑秃的病程可持续数月至数年，轻症患者大多可自愈，约半数患者会反复发作。斑秃加重可进展为全秃（全头皮头发均脱落）或普秃（眉毛、腋毛等体毛全部脱落）。斑秃对患者的心理、工作和社会活动均会产生一定程度的影响。

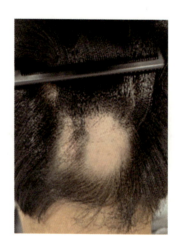

斑秃典型临床表现

2. 为什么会出现斑秃

斑秃的发病原因及其机制尚不完全清楚，目前认为可能与精神刺激、过度紧张、机体劳累、自身免疫缺陷及遗传等因素有关。

3. 如何判断自己是不是斑秃

斑秃通常为无意间发现的、无自觉症状的局限性脱发斑，皮肤表面相对光滑。当斑秃处于活动期时，用手指轻拉脱发斑周围的一小束毛发（约 50 ~ 60 根），会有头发掉落（≥ 6 根）。但如果发现自己脱发的部位有发红、皮屑、凹陷、瘙痒、疼痛等不适症状，脱发可能就存在其他原因。

4. 斑秃患者日常需要注意哪些问题

斑秃患者应避免精神紧张、缓解精神压力，保持健康的生活方式和充足的睡眠，均衡饮食，适当参加体育锻炼。

 知识扩展

1. 斑秃可以通过哪些检查明确

临床上，医生通常通过详细的病史询问和体格检查可以诊断斑秃。一些情况下，需要结合其他方式辅助诊断。

（1）皮肤镜检查：皮肤镜是一种无创的检查，可以快速、便捷地观察脱发区域毛发及毛囊特征。

（2）组织病理学检查：对于一些疑难病例，需要通过皮肤组织病理学进一步鉴别。以有创的方式获得患者毛囊组织，在显微镜下观察毛囊及其周围组织。

（3）实验室检查：通常不作为斑秃的诊断依据，主要是为了明确是否合并其他免疫异常、过敏等表现，也可用于鉴别诊断。检查项目主要包括甲状腺功能和甲状腺自身抗体检查、抗核抗体及血清总免疫球蛋白 E（IgE）等。必要时还可进行真菌镜检和梅毒螺

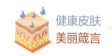
旋体抗体检测等，除外感染性疾病所致脱发。

2. 斑秃如何治疗

斑秃治疗主要是为了控制病情进展、促使毛发再生、预防或减少复发。对于脱发斑数目较少、面积小的患者可以不用药或仅使用外用药；对于脱发面积大、进展快的患者，主张早期积极规范治疗。对于轻中度斑秃以局部治疗为主，局部治疗方法主要包括：外用或皮损内注射糖皮质激素、局部免疫疗法、外用米诺地尔等。对于重度斑秃则需要系统治疗，系统治疗药物包括：糖皮质激素、免疫抑制剂、口服 JAK 小分子抑制剂等。

 误区解读

1. 斑秃后用生姜外涂就可以长头发

这是不正确的。目前，没有循证医学证据表明生姜可以治疗斑秃。对于轻症患者来说，由于斑秃本身可以自愈，所以用不用生姜其实并无差异。但对于病情比较严重或者自身头皮相对敏感的患者来说，生姜的使用不仅无法使毛发正常生长，反而容易刺激头皮产生皮炎，进而加重脱发。

2. 已经出现了斑秃，应该少洗头，不然头发越洗越少

这是不正确的。脱发本身与洗发频率并不相关。无论是否存在斑秃，都应该正常清洁头皮及头发。油性头皮可以 1~2 天洗一次，干性头皮可以 2~3 天洗一次。洗头过程中不要过度搔抓头皮。保持干净清洁的头皮环境，才能更有利于毛发生长。

为什么脱发总从发际线开始

　　李先生是一名 35 岁的公司职员，近两年他发现自己的发际线不断后退，头顶的头发也越来越稀疏。起初他并不在意，认为是工作压力大导致的，但随着情况愈发严重，他开始感到困扰和自卑，于是决定去医院就诊。医生诊断他患有男性型脱发，并为他提供了一些治疗建议。

 小课堂

1. 什么是男性型脱发

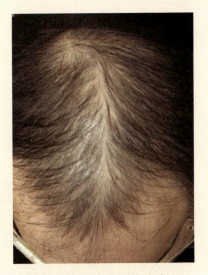

　　男性型脱发（MPHL），即男性雄激素性秃发，俗称"脂溢性脱发"，是最常见的脱发类型，主要发生于青春期后，我国男性患病率为 21.3%。MPHL 主要表现为前额发际线后退（M 形）和 / 或头顶毛发稀疏（O 形），发展到一定程度时，两者融合，呈 U 型，俗称"地中海"。

男性型脱发的典型临床表现

2. 为什么会出现男性型脱发

　　雄激素在男性型脱发的发病中占有决定性因素，雄激素（主要是双氢睾酮）对前额和头顶敏感毛囊的作用导致毛囊微小化，生长期缩短，正常毛发最终被短而细的毳

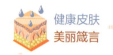

毛取代。这种现象有强烈的遗传倾向，父母双方因素均可影响。

3. 如何判断自己是不是男性型脱发

（1）观察症状：发际线后移、头顶稀疏、头发变细变软。

（2）家族史：家族中的男性（如父亲、兄弟等）有类似脱发现象或女性头顶头发稀疏。

符合以上情况时，建议及时找专业医生咨询或就诊。

4. 男性型脱发患者日常需要注意哪些问题

防脱十六字箴言：早睡早起，均衡饮食，良好心态，正确洗护。

（1）早睡早起：把握作息节律，不熬夜，顺应自然。

（2）均衡饮食：优质蛋白饮食、多蔬菜水果，少甜食、重油重辣食物，少烟酒。

（3）良好心态：心态决定脱发的进展和恢复情况，须学会适时解压放松。

（4）正确洗护：选用合适的洗发水和护发素，温和按摩头皮，彻底冲洗，并适度使用热风吹干或自然晾干，做好头皮健康管理。

 知识扩展

1. 如何判断男性型脱发的严重程度

有专门的量表来对男性型脱发进行脱发程度和类型的评估，常用的有汉密尔顿 - 诺伍德（Hamilton-Norwood）量表。下面简单介绍一下汉密尔顿分级法，共分为七级，Ⅰ～Ⅶ级脱发程度依次加重，Ⅵ级或以上属于重度脱发，治疗起来会比较困难。

2. 男性型脱发如何治疗

（1）药物治疗：最常用的治疗方式，通常需要使用 3 个月以上才能看到明显效果。主要包括以下几种药物。

1）米诺地尔：外用药物，通过扩张血管，增加头皮的血液供应，促进毛囊营养吸收，延长毛发生长周期，刺激毛发生长。

2）非那雄胺：口服药物，通过抑制 5α- 还原酶，减少体内双氢睾酮（DHT）的生成，从而减缓脱发进程。部分患者可能出现性欲减退、勃起功能障碍等副作用，须在医生的指导下使用。

（2）毛发移植手术

1）方法：将后枕部健康的毛囊提取出来，移植到脱发区域。供区（通常为后枕部和两侧头皮）移植到脱发区的毛囊能够长久存活并保持原有特性。

2）效果：重建发际线和/或头顶毛发加密，效果自然且持久，但手术成本较高，且需要一定的恢复期。

（3）辅助治疗：可以配合药物和手术治疗，进一步改善脱发状况，包括低能量激光治疗、富血小板血浆、微针治疗等。

（4）生活方式调整：调整生活方式（健康饮食、规律作息、减压放松）可以帮助减缓脱发进程，通过适度的头皮护理保持头皮和头发的健康。

误区解读

1. 戴帽子会导致脱发

戴帽子本身不会导致脱发。脱发主要是由于遗传和雄激素（特

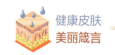
别是双氢睾酮）的影响。长时间佩戴不透气的帽子可能会导致头皮油脂分泌增加，需要注意头皮清洁，但这与男性型脱发没有直接关系。

2. 使用某些洗发水或护发产品可以治愈脱发

目前，没有证据表明单纯使用洗发水或护发产品可以治愈脱发。脱发的主要原因是遗传和激素的影响，治疗需要综合药物、手术等多种手段。洗护产品只能起到辅助护理的作用，保持头皮清洁和健康。

3. 多吃某些食物可以预防脱发

目前，没有任何食物被证明可以预防或治愈脱发。健康均衡的饮食对整体健康有益，包括头发健康，但遗传和激素仍是男性型脱发的主要原因。保持均衡的营养摄入有助于维护头发的健康，但无法预防脱发。

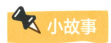 **小故事** **雄激素性秃发的认知变迁**

雄激素性秃发作为一种疾病已有几千年的历史，早在古埃及文献中就有记载，希腊医生希波克拉底和罗马医生盖伦曾尝试治疗脱发，但未果。中世纪和文艺复兴时期，脱发被视为衰老的自然结果或疾病的征兆。20世纪中叶，科学家们发现了脱发的遗传性，詹姆斯·汉密尔顿博士揭示了睾酮和双氢睾酮在脱发中的作用。20世纪末，米诺地尔和非那雄胺成为首批有效的治疗药物。如今，基因研究和其他新疗法（如低能量激光治疗和富血小板血浆注射）不断进步，为治疗脱发带来更多希望。

当代女性的"头顶焦虑"

　　张小姐是一位30岁的职场女性，最近发现自己的头发越来越稀疏，尤其是头顶部分，她开始焦虑，担心自己会不会变成秃顶。她开始在网上搜索相关信息，却发现大多数关于脱发的信息都是针对男性的。那么，女性也会脱发吗？如果会，是什么原因，又该如何治疗呢？

 小课堂

1. 什么是女性型脱发

　　雄激素性秃发不是男士的专利，在女性中也不少见，发生于女性的雄激素性秃发，也称为女性型脱发（FPHL），我国女性的患病率约为6%。

　　女性型脱发可发生于青春期以后的任何时期，最常发生于绝经期女性。主要表现为头顶毛发逐渐稀疏，发缝越来越宽，裸露头皮，而前额发际线一般不后移。本病一旦发生，会随时间推移而缓慢进展，但不会像男士那样发展成完全秃顶。本病不会引起不适症状，但会对患者心理造成巨大影响，70%~88%的女性对于脱发感到不安，甚至极度焦虑。

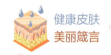

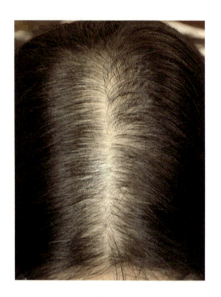

女性型脱发的典型临床表现

2. 为什么会出现女性型脱发

女性型脱发的病因要比男性更复杂，在女性型脱发患者中可观察到头顶的毛囊微小化，毛囊生长期由正常的数年缩短至仅为数周或数月，从而出现肉眼可见的头发稀疏。但具体是什么导致了这种毛囊萎缩，机制还不太明确，遗传易感性和性激素可能是其中的一部分因素。此外，自身免疫、微量元素缺乏、压力、头皮慢性炎症等因素也可能参与发病。

3. 如何判断自己是不是女性型脱发

如果您留意到自己的发缝越来越宽，马尾辫越来越细，则需要及时寻求专业医生的指导。多数情况下，医生根据询问病史和基本的体格检查，就能判断出您是否脱发。肉眼判断把握不准时，医生会用毛发镜来观察头皮、毛囊口和毛干的细节，有助于判断您是女性型脱发还是其他脱发问题。

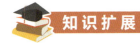 知识扩展

1. 女性型脱发需要与哪些脱发类型鉴别

（1）休止期脱发：最难与女性型脱发鉴别的是休止期脱发。快速发作的弥漫性脱发提示急性休止期脱发，尤其是脱发开始前几个月内有健康状态改变（比如严重疾病、快速减重、产后）时。休止期脱发的拉发试验常为阳性，而女性型脱发往往为阴性。毛发镜检查可在女性型脱发患者中观察到毛发直径粗细不一，易见细短毳毛，而休止期脱发的毛发直径会基本保持一致。

休止期脱发还可能与女性型脱发共存，休止期脱发的发作暴露了潜在的女性型脱发。大部分休止期脱发是可逆的，通常在6~12个月内恢复正常。如果脱发问题在1年内未恢复，那么极可能合并了女性型脱发，须进一步评估明确。

（2）牵拉性脱发：牵拉性脱发是由于长期牵拉毛干和毛囊造成的脱发，头发扎得太紧是其常见原因。一般表现为发际线处脱发，初期是可逆的，解除牵拉诱因即可恢复；但如果毛囊牵拉持续存在，也可变成永久性脱发。

2. 女性型脱发如何治疗

（1）女性型脱发的一线治疗为外用米诺地尔，2%和5%浓度均可，须坚持使用至少4个月看效果，只要能耐受，就推荐长期使用。

（2）当外涂米诺地尔半年以上无效或有明确的雄激素过多症患者，可联合口服抗雄激素类药物，比如螺内酯。

（3）毛发移植：药物治疗不理想者，也可选择植发来改善美

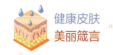
观效果。

（4）低能量激光、富血小板血浆、美塑疗法、微针治疗、营养补剂、头皮文饰、假发片等可作为辅助治疗方法。

（5）健康的生活方式和正确的洗护方式可帮助减缓脱发进程，维持头皮和头发健康。

 误区解读

1. 经常洗头会导致脱发

不会。头发脱落主要和毛囊进入了休止期有关，洗头过程可能会触发已进入休止期的头发导致脱落，容易给人洗头导致脱发的错觉；已经处于休止期的毛发迟早都会脱落，跟洗不洗头无关。事实上，适当的洗头频率不会导致脱发，反而可以保持头皮清洁，有利于头发健康。对于油性头皮的人来说，长时间不洗头可能带来的后果是头皮皮脂堆积、堵塞毛孔，容易引发毛囊炎，而毛囊炎炎症剧烈时有可能会破坏毛囊，继而引起脱发。

2. 吃黑芝麻能预防脱发

不能。目前，没有任何食物（包括黑芝麻）被证明具有预防脱发的功效。决定是否发生雄激素性秃发的关键因素仍是遗传易感性和性激素，与后天的饮食基本无关。黑芝麻吃多了，只会长胖，而不会让头发变得更浓密。

灰指甲不只是灰色

　　小玲是一位办公室职员，最近她注意到自己的趾甲出现了异常，颜色逐渐变黄，并且脆弱易碎。开始时，她并没有太在意，然而随着时间的推移，她发现趾甲的情况越来越严重，并且指甲也出现了类似的表现。小玲到医院就诊后，经过检查，医生诊断小玲患上了甲真菌病，也就是"灰指甲"，这是一种由真菌感染引起的指甲疾病。医生向小玲详细解释了疾病的症状、预防方法和治疗方案，并制订了相应的药物治疗方案。经过几周的治疗，小玲的指（趾）甲逐渐恢复了健康，颜色也恢复正常。

 小课堂

1. 什么是灰指甲

　　灰指甲是甲真菌病的俗称，是由真菌感染引起的一种常见的指（趾）甲疾病。患者的指（趾）甲可能呈现黄色、褐色、灰色，甚至黑色，伴随指甲变厚、变形、变脆等症状。此外，灰指甲还可能引起指（趾）甲周围的瘙痒、疼痛、发炎等不适感。

2. 灰指甲是怎么引起的

　　灰指甲通常由真菌感染引起，其中以皮肤癣菌和念珠菌最为常见。真菌感染通常发生在潮湿、温暖的环境中，如公共浴池、更衣室等。此外，长期戴人造指甲或指（趾）甲受伤也会增加感染的风险。

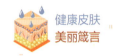
3. 灰指甲怎么治疗

治疗灰指甲的方法包括外用药物、口服药物和激光或外科手术。外用药物通常是指抗真菌药物的涂抹剂，如阿莫罗芬或克霉唑等。口服抗真菌药物包括特比萘芬和伊曲康唑等，常用于症状严重或外用治疗无效的情况下。在某些情况下，可以进行激光或外科手术去除受感染的指（趾）甲，帮助症状改善。

4. 灰指甲的预防措施

预防灰指甲的关键在于保持指（趾）甲和周围皮肤的清洁和干燥。避免长时间浸泡在水中，定期更换袜子、鞋子，避免穿潮湿的鞋袜。另外，保持指（趾）甲修剪整齐，避免戴人造指甲，可以有效预防灰指甲。

 知识扩展

灰指甲与系统性疾病的关系

灰指甲与系统性疾病之间存在一定的关联，尤其是在某些情况下，灰指甲可能是系统性健康问题的表现。

（1）免疫系统疾病：患有免疫系统疾病的人群，如类风湿性关节炎、系统性红斑狼疮等，可能更容易出现灰指甲。这是因为免疫系统的异常使得机体更容易受到真菌感染的侵袭，导致指（趾）甲出现变化。

（2）糖尿病：糖尿病患者往往免疫功能受损，同时也容易发生微循环障碍。这使得他们更容易受到真菌感染。灰指甲不仅是糖尿病的常见并发症之一，同时也可能加重糖尿病的治疗难度，增加感染的风险。

（3）肾功能障碍：患有肾功能障碍的人群，尤其是接受透析治疗的患者，由于免疫系统受损和血液循环异常，更容易出现灰指甲。

所以，灰指甲与系统性疾病之间存在一定的关系，尤其是在免疫系统受损或免疫功能异常的情况下。因此，对于这部分人群，更应该重视灰指甲的预防和治疗，及时发现并处理可能存在的系统性健康问题。

误区解读

灰指甲只是一种美观问题，不需要治疗

这是不正确的。灰指甲不仅会导致指（趾）甲的变色和变形，还可能引发其他严重的健康问题。例如，受感染的指（趾）甲可能变得非常脆弱，容易断裂，从而增加了感染其他细菌的风险。此外，如果不及时治疗，甲真菌病可能会持续扩散，影响到其他指（趾）甲甚至周围皮肤，导致更严重的感染和并发症。

五颜六色的甲病

小红是一名美甲师，最近她注意到指甲床下出现了一条红色线条，不过没有明显的不适。美甲师在工作时经常接触化学品和水，指甲也常受到损伤，她以为这只是暂时的创伤，于是

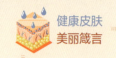

没有太在意。然而，几个月后红色线也没有消退，并且甲板出现了分裂。她决定咨询医生，医生对她进行了检查，最终确诊为甲乳头状瘤。经手术治疗后，小红的甲红线被去除了。这次经历让她意识到保护指甲的重要性，并开始定期检查，以便及时发现并治疗类似问题。

 小课堂 • • • • • • • • • • •

1. 不同颜色的指甲变化各代表什么疾病

（1）黑甲是指（趾）甲板出现黑色或棕色线条，可能是由色素沉积、外伤、真菌感染或黑素细胞增生引起的。突然出现、颜色深或宽度增加的黑线需要排除甲黑色素瘤，要及时就诊。

（2）红甲是指（趾）甲下出现的红色线条，可能由出血、甲乳头状瘤或鳞状细胞癌等疾病引起。持续存在的红线须及时就诊。

（3）绿甲是由绿脓杆菌感染引起的指（趾）甲变绿。多发生在受损的指（趾）甲下。

（4）黄甲常由真菌感染导致，出现指（趾）甲变厚、变形、黄色及易脆。

2. 不同颜色甲病的治疗

（1）对于黑色的甲黑线，如果是由于外伤或色素沉淀引起，通常无须治疗。如果确诊为黑色素瘤，通常需要手术切除或其他治疗。

（2）红色的甲红线治疗方法取决于导致红线的具体原因。如果是由于某些肿瘤引起，需要手术切除。

（3）绿脓杆菌感染引起的绿甲，通常需要使用局部抗生素治疗。保持指（趾）甲干燥清洁，避免穿着潮湿的鞋袜，也有助于预防感染的发生。

（4）黄色的甲真菌病的治疗通常包括外用抗真菌药物、口服抗真菌药物和外科手术。外用抗真菌药物可以直接涂抹在感染的指（趾）甲上，口服抗真菌药物可以通过全身血液循环达到感染部位，而外科手术可以帮助去除被感染的指（趾）甲组织。同时，保持指（趾）甲干燥清洁也是治疗过程中的重要一环。

 知识扩展

什么是纵行黑甲

纵行黑甲是指（趾）甲板上出现的黑色或棕色纵向线条，通常是由于色素沉积在指（趾）甲中。引起纵行黑甲的原因包括色素沉着、外伤、真菌感染或黑素细胞增生。纵行黑甲可以是良性的，但也可能是恶性黑色素瘤的征兆之一，因此值得引起重视。纵行黑甲的特征包括：线条从甲板的顶端延伸到自由边缘，宽度均匀，颜色一致，并且不出现其他形状的变化。然而，如果黑线的宽度增加、颜色不均匀、形状不规则或存在其他异常，应该及时就医进行进一步评估。

为了确定纵行黑甲的病因，通常需要进行详细的病史询问、身体检查，以及必要时的指（趾）甲样本检查。治疗纵行黑甲的方法取决于病因。对于良性的纵行黑甲，通常无须特殊治疗，但可能需要定期随访观察。而对于恶性黑色素瘤，可能需要手术切除或其他治疗方法。

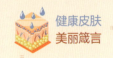
总之，纵行黑甲是一种常见的指（趾）甲变化，但也可能是一些潜在疾病的指示。因此，对于突然出现、颜色不均匀或其他异常的纵行黑线，应及时就医进行评估和治疗。及早发现并处理潜在的问题是保持指（趾）甲健康的关键。

 误区解读

甲黑线和甲红线是常见的指（趾）甲颜色变化，不需要特别在意

这是错误的。虽然甲黑线和甲红线通常是良性的，但突然出现、颜色深或持续存在的情况可能需要进一步检查，以排除潜在的疾病风险。及时就医可以帮助确诊和治疗潜在的问题，避免病情恶化。

不请自来的"白斑"

小甜是个爱美的姑娘，某天对镜化妆时发现额部有块儿白斑，以为是不小心蹭到伤着了，过几天就会好，结果日子一天天过去，原来白斑的范围越来越大，双手也出现类似白斑。这时，小甜感到异常恐惧，不明白白斑是从哪里冒出来的，为什么会越来越多？也越来越焦虑，感觉周围的人都在以异样的眼神看她议论她。她也变得越来越沉默，变得不喜欢和人沟通，原来爱玩爱笑的小甜似乎消失了，她只想躲到角落里，不让人看到自己。她该怎么办呢？

1. 什么是白癜风

白癜风是一种常见的色素脱失性疾病，表现为局限性或泛发性色素减退，呈境界清楚的白色斑疹、斑片，周围色素可略增加。皮损大多为限局性，大小不

白癜风科普

一，单发或多发，任何部位皮肤均可发生，但好发于暴露及摩擦部位，如颜面部、颈部、前臂及手部等，口唇、阴部亦可累及。部分患者白斑沿神经节段单侧分布，少数可泛发至全身。一般无自觉症状，皮损可自行好转或消退。

白癜风典型临床表现

2. 白癜风的致病因素是什么

目前认为，白癜风是遗传与环境因素动态作用引起的皮肤黑素细胞被免疫杀伤的过程。黑素细胞被破坏的主要机制包括遗传易感、自身免疫、氧化应激、黑素细胞凋亡、精神神经因素和角质形成细胞功能异常等。

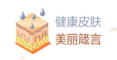
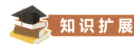 **知识扩展** /////

1. 白癜风的治疗手段有哪些

需根据白癜风病期、分型及严重程度选择合适的治疗方案。若患者处于进展期，可外用糖皮质激素或钙调磷酸酶抑制剂（如他克莫司软膏、吡美莫司乳膏）等，也可外用低浓度光敏药（如含补骨脂的制剂）或维生素 D_3 衍生物；可选 308 纳米准分子激光、准分子光或窄谱中波紫外线（NB-UVB）及中医中药治疗等。若患者处于快速进展期，可考虑系统使用激素早期干预。若患者皮损处于稳定期，除上述的治疗方式外，根据患者需求，还可选择自体表皮移植及黑素细胞移植、脱色治疗及遮盖治疗等。基于对白癜风免疫发病机制的认识，JAK 抑制剂（托法替尼、鲁索替尼等）口服或外用治疗白癜风有效，有望成为白癜风治疗的新手段。

2. 白癜风患者日常需注意什么

光疗可用于白癜风治疗，但选择特定波段的激光或光谱才具有治疗意义，因此生活中白癜风患者需注意防晒，避免紫外线中不同波段照射引起皮损加重；须注意休息，作息规律，减少压力，保持心情愉快，以尽量避免氧化应激及免疫功能紊乱所造成的疾病复发或加重；尽量避免外伤、摩擦、压迫等，以减少或避免因同形反应出现的新发皮损。

误区解读

1. 白癜风会传染

白癜风不具备传染性。根据其发病机制，主要与遗传易感、自身免疫、氧化应激等密切相关，而与传染相关的微生物因素（如细菌、病毒、真菌等）无相关性，故其不具备传染性。

2. 白癜风一定会遗传

有一定遗传概率。首先，白癜风发病有家族聚集性，患者亲属患病率国外报道为 18.75% ~ 40%，国内 3% ~ 12%，高于一般人群，且差异有统计学意义，提示遗传因素在白癜风发病中发挥一定作用。此外，白癜风发病不符合常染色体遗传和性连锁遗传模式，而更接近多基因遗传模式，即几个基因同时改变而致病或增加了疾病的易感性。

3. 白癜风需要忌口

不需要。目前尚未发现特殊饮食对白癜风发病及发展有影响，因此，白癜风患者日常生活中无须特殊忌口，正常饮食即可。

"斑中之王"

28 岁的小美在怀孕期间面颊出现蝴蝶形状的黄褐色斑片，以为是孕期激素变化引起的，产后就会消失。但是随着时间流逝，现在孩子都 2 岁了，脸上的斑还是没下去，而且越来越重。有朋友推荐她去美容院祛斑，声称"涂上药水后满脸结

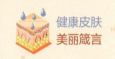
一层痂，脱落后皮肤就白净了"。朋友说得信誓旦旦，小美心动不已就去做了尝试，发现刚落了痂后的皮肤像是脱了蛋壳的鸡蛋，又白又嫩。然而，好景不长，不到一个月，小美原来的色斑又出现了，而且颜色越来越深，范围也扩大了，小美的心情更不好了。

 小课堂 ● ● ● ● ● ● ● ● ● ● ● ● ● ●

1. 什么是黄褐斑

黄褐斑是一种多见于中青年女性的慢性、获得性面部色素增加性皮肤病，临床表现为对称分布于颧颊部、眶周、前额及下颌的深浅不一、边界不清的淡褐色或深褐色斑片，亚洲育龄期女性发病率高达 30%，易复发，难治愈。

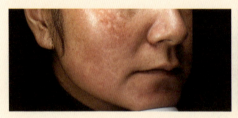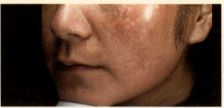

黄褐斑的典型临床表现

2. 黄褐斑发生的影响因素有哪些

遗传易感性、日光照射、性激素水平变化是黄褐斑三大主要发病因素。其中，遗传易感性主要表现为黄褐斑发病多见于 Fitzpatrick 皮肤分型 Ⅲ ~ Ⅴ 型，约 40% 患者有家族史。紫外线照射可通过增强黑素细胞增殖、促进真皮炎症及成纤维细胞活化等因素加重黄褐斑；妊娠、口服避孕药及激素替代治疗可诱发和加重育龄期女性黄褐斑。此外，皮肤屏障损伤，局部炎症刺激，局部血管增多，睡眠障碍，使用汞、铅含量超标的劣质化妆品，烹饪等热辐射接触，甲状腺疾病，女性生殖系统疾病和肝脏疾病等也可诱发或加重黄褐斑。

 知识扩展

1. 黄褐斑的发病机制是什么

目前，黄褐斑确切发病机制尚不明确。研究显示，在人种、遗传易感、皮肤类型等既定因素条件下，长期的紫外线照射、体内激素水平异常可能诱导黑素细胞活化，并刺激角质形成细胞、成纤维细胞及血管内皮细胞等功能异常，使局部皮损出现皮肤屏障损伤、血管改变及光老化特征等，最终导致患者面部产生色素沉着斑。

2. 如何正确治疗黄褐斑

黄褐斑病因复杂，慢性迁延易复发，治疗时需结合患者分期、分型，选择合适的治疗方案。对处于活动期皮损的患者，以系统药物（如氨甲环酸、谷胱甘肽、维生素 C、中药等）治疗为主，辅以外用药物（如氢醌、壬二酸、果酸、熊果苷等）及温和的物理治疗，避免光电治疗及化学剥脱术；稳定期皮损可在系统及外用药物治疗的基础上，联合化学剥脱术、光电治疗（如强脉冲光、调 Q 激光）等综合治疗。

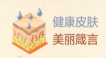

 误区解读

1. 黄褐斑打激光会加重，不能选择激光治疗

这个观点是片面的。目前，激光治疗被认为是黄褐斑治疗的三线治疗手段，可辅助或者加速系统及外用药物疗效，但并非所有黄褐斑患者治疗起始就可选择激光治疗，不恰当的介入时机、不准确的仪器和能量选择可能会加重黄褐斑皮损。治疗中需根据患者分期选择不同治疗方案。在病情活动期，应选择基础治疗配合系统药物治疗，避免光电治疗及化学剥脱术。稳定期，应在系统及外用药物治疗的基础上，联合果酸化学剥脱术、光电等综合治疗。

2. 黄褐斑治疗得脱一层皮或者结痂后治疗效果才好

不会。黄褐斑不是单纯的色素增多性疾病，其发病涉及黑素细胞功能活跃、皮肤屏障损伤、血管改变等因素，单纯表皮剥脱去除色素可能短时间内出现皮肤色斑消退的假象，但局部黑素细胞功能亢进及皮肤微环境的破坏可能进一步加重黄褐斑皮损。

"蝴蝶"背后的秘密

冬去春来，于女士的脸上出现了一些红斑，晒太阳后会刺痒，她觉得可能是春季过敏，就自己吃了抗过敏药，但效果并不明显。一个月后的某天早上，她突然发现自己脸颊上的红斑好像一只"蝴蝶"的形状，联想到最近一段时间总有好几处的关节痛，早上起来总有一种僵住的感觉，体重还轻了几斤，于女士决定去医院看一下是不是自己的身体出了什么问题。医生给她做了检查后，说她得了系统性红斑狼疮（SLE），需要长期规范治疗。

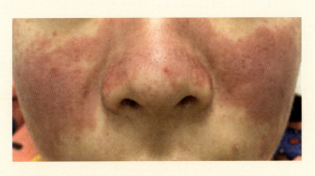

系统性红斑狼疮面部蝶形红斑

 小课堂

1. 什么是系统性红斑狼疮

系统性红斑狼疮（SLE）是一类慢性系统性自身免疫性疾病，常见于育龄期女性。该病可累及多脏器和系统，临床上表现为颜面部红斑、关节痛、发热、乏力等。由于患者面颊部常出现蝶形红斑，形似被狼咬伤，因此得名"狼疮"。除了典型的皮肤表现外，患者还会出现肾脏、肺、心脏，甚至神经系统等多器官的损伤。

2. SLE 患者日常应该注意些什么

（1）注意防晒：紫外线可能诱发或加重病情，不管是否存在皮疹，平时都应尽量避免日晒，外出可使用防晒工具，如帽子、伞和防晒霜等保护自己。

（2）戒烟：吸烟会加重病情，会使药物治疗效果下降，还会使动脉粥样硬化和冠心病的发病概率增加。

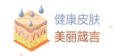
（3）适当运动：适当的体育锻炼可以使身体保持活力，避免因长时间不运动而导致肌肉储量减少、耐力减退，产生疲劳感。

（4）放松身心：避免疲劳，充分保证休息时间，平时要尽量保持愉悦的心情，如有遇到压力，要及时找到释放的方法。

3. SLE 可以被根治吗

目前，SLE 不能被根治，需要根据受累器官情况使用长期药物维持。我们针对 SLE 治疗的目标是：改善症状，控制病情，确保长久生存，防止脏器损伤。SLE 是一种终身（慢性）疾病，容易呈现缓解 - 复发交替，需终身管理，定期复查，根据评估实时调整至最佳治疗方案。尽量使疾病的活动度降低和减少药物的不良反应，改善生活质量。

 知识扩展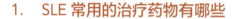

1. SLE 常用的治疗药物有哪些

（1）抗疟药：比如羟氯喹，能控制 SLE 的皮疹，减轻光敏感，还有利于稳定患者病情，减少糖皮质激素的药量。

（2）糖皮质激素：比如泼尼松，激素的使用剂量和给药途径取决于器官受累的类型和疾病的严重程度。

（3）免疫抑制剂：环磷酰胺、他克莫司、甲氨蝶呤等，可减少糖皮质激素的使用量，有防止疾病复发的效果，但需注意监测血常规、肝肾功能等。

（4）非甾体抗炎药：布洛芬、吲哚美辛等，用于缓解轻度 SLE 患者的关节肌肉疼痛，但在消化道溃疡、出血、肝肾功能等方面需要注意副作用。

（5）生物制剂：静注人免疫球蛋白、利妥昔单抗注射液、注射用贝利尤单抗等。

2. 得了SLE还可以怀孕吗

可以怀孕。育龄期女性是SLE的主要发病人群，SLE患者的生育能力未因疾病而受影响，但妊娠时发生母体和胎儿不良事件的概率高于普通人群，应有计划性怀孕。计划怀孕前应在医生的指导下，综合妊娠时机、妊娠前筛查、妊娠期管理等方面共同制订妊娠计划，确保妊娠安全。狼疮虽可能有一定遗传倾向，但系统性红斑狼疮发病受多因素影响，遗传风险较低。

 误区解读

通过"辟谷饿死狼疮细胞"有助于SLE患者的康复

这是不正确的。对于SLE患者，食物是机体营养素的最好来源，对于存在营养不良等临床情况的患者应进行个体化的营养治疗，保持丰富营养，保障患者身体功能。SLE患者可以采用牛奶、鸡蛋、鱼和新鲜蔬菜、新鲜水果的搭配补充足量的蛋白质及维生素。在日常饮食中要以低盐、低脂、低糖饮食为主，尽量避免食用一些光敏性的食物，比如灰菜、香菇、芒果等。

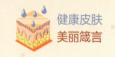
突如其来的"红眼圈"

一位年仅 19 岁的女性患者，2 个月前她的面部、手背出现红斑，特别是眼睑周围的红斑像是疲劳后出现的"红眼圈"。早期曾辗转多家医院求医，考虑皮炎、湿疹等，直到病情恶化出现肺炎，她才被诊断为皮肌炎。因治疗中发生感染，她的病情持续恶化，最终导致呼吸衰竭，很快就去世了。皮肌炎，听起来就像是皮肤病，但是怎么能在 2 个月的时间里，就让人丧命呢？皮肌炎究竟是种什么病，为何会如此凶险呢？

 小课堂 •••••••••••••••

1. 什么是皮肌炎

皮肌炎的患病率为每 100 万人中 5～10 例。皮肌炎在各年龄段均可发病，发病高峰有两个年龄段，分别为 5～15 岁、45～65 岁。目前，发病原因尚不明确，可能与遗传、自身免疫、感染、肿瘤等多方面因素有关。皮肌炎并不是简单的"皮肤病"，疾病本身和治疗疾病的药物都可能导致多种并发症。

2. 如何早期识别皮肌炎

（1）皮肤症状：肉眼观察全身的皮肤表现。早期症状并不典型，往往被忽视，或被误诊为脂溢性皮炎、过敏性皮炎等。特别是眼睑出现紫红斑，像是涂着厚重的眼影或者红眼圈。指间关节、手肘、指甲周围也会出现红斑，甚至溃疡。

（2）肌肉症状：全身肌肉酸痛乏力，特别是大腿、上臂的肌肉酸痛，站不起身、蹲不下去、举不起手、拎不动重物，甚至声音嘶哑，连口水都咽不下去。

（3）全身症状：其他系统受累可能会出现如下症状，呼吸急促、走两步就喘，咳嗽、咳痰，胸闷，心悸，发热……

3. 皮肌炎患者平时要注意些什么

（1）劳逸结合，保持乐观的心态。

（2）在医生的指导下，进行适当的居家康复训练和体育锻炼。

（3）避免日晒和情绪激动，长期使用皮肤屏障保护剂（保湿霜），持之以恒地进行皮肤护理，外出时戴帽子、涂抹防晒霜等。

（4）有吞咽困难的患者可采用腹式呼吸法和缩唇呼吸法，吞咽困难严重的患者可考虑插胃管，以免引起吸入性肺炎。

（5）定期复诊和检查，密切监测药物副作用，在医生的指导下调整药物剂量。

 知识扩展

1. 皮肌炎患者应该做哪些常规检查

血常规、肝肾功能；血沉、C反应蛋白、铁蛋白；肌酸激酶、乳酸脱氢酶、谷草转氨酶；免疫球蛋白、淋巴细胞亚群；肺功能、高分辨率肺CT；肌电图、心电图；抗核抗体、肌炎抗体等；内脏肿瘤筛查。

2. 哪些皮肌炎患者需要定期复查肿瘤

老年男性；有肿瘤家族史；皮肤异色症改变；不明原因的贫

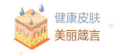
血；TIF1-γ（转录中介因子 1-γ）等肌炎抗体阳性。

3. 皮肌炎患者是否需要忌口

不建议皮肌炎患者忌口。因为均衡饮食很重要，补充维生素、蛋白质最重要；皮肌炎患者往往皮肤干燥瘙痒，可以适当少食一些热性食物；如果皮肌炎患者有光敏，食用光敏性食物后切勿暴晒；染发等化学剂接触后可能诱发或加重皮肌炎，因此不建议染发。

4. 皮肌炎患者会不会出现皮肤瘙痒

在秋冬季节，皮肌炎患者的皮肤往往又干又痒，可能与光敏、热敏、皮肤屏障受损、免疫机制有关，可以通过避光防晒、服用羟氯喹等药物改善曝光部位皮损，同时使用保湿剂及皮肤屏障修复剂缓解干燥症状。最重要的是，当皮肌炎患者并发肺间质病变或内脏恶性肿瘤时，也会出现皮疹伴有瘙痒，因此针对病因治疗可显著改善皮疹。

误区解读

皮肌炎患者出现发热、咳嗽，一定是感冒了

不一定。皮肌炎患者如果出现发热、流涕、咳嗽咳痰，可能是病毒感染；而出现干咳、呼吸困难、皮疹和肌肉症状，可能是皮肌炎加重或复发。但若两者同时出现，有时很难鉴别，所以提醒患者如果出现上述症状，应及时至医院就诊。

皮肤溃烂又起疱，究竟为何

　　一天清晨，70岁的王先生醒来突然发现自己脚上起了一个水疱，感觉很痒。他以为是被虫子咬了，便没在意，觉得过两天就好了。然而，几天过去了，水疱不但没有消失，反而越来越大，身上其他地方也长出了新的水疱，痒得更厉害了。于是，王先生的家人带他到医院就诊。一番检查过后，医生诊断王先生患上了大疱性类天疱疮。经过一段时间的治疗，王先生的病情逐渐好转。

 小课堂 ●●●●●●●●●●●●●●●●●

1. 什么是大疱性类天疱疮

　　大疱性类天疱疮（BP）是一种自身免疫性皮肤病，即人体的免疫系统错误地产生了能够攻击人体正常皮肤连接结构（皮肤基底膜带）的自身抗体，而这些正常皮肤结构被破坏则导致了水疱、大疱的产生。

2. 哪些人群应当心大疱性类天疱疮

　　（1）老年人群：大疱性类天疱疮是一种典型的老年病，常在60岁以后发病。

　　（2）患有神经系统疾病的人群：

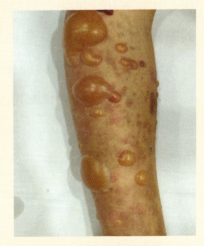

大疱性类天疱疮典型皮疹

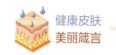
大疱性类天疱疮与神经系统疾病（如帕金森病、痴呆、精神障碍、脑卒中等患者人群）显著相关。

（3）长期服用某类药物的人群：长期服用利尿剂（呋塞米、螺内酯），消炎止痛药（布洛芬、外用双氯芬酸），血管紧张素转化酶抑制剂（ACEI）类降压药（卡托普利等）等药物的人群发病风险增高。近年也多有报道DPP-4抑制剂类降糖药（维格列汀、西格列汀、利格列汀等）及程序性死亡受体1（PD-1）单抗（帕博利珠单抗等）引发大疱性类天疱疮。

3. 大疱性类天疱疮有什么症状

大疱性类天疱疮的皮疹有很多种类型。大多数患者皮损处表现为剧烈的瘙痒。

（1）非大疱期：湿疹样、风团样表现，可持续数周或数月，有20%的患者确诊时仍没有明显的水疱大疱。

（2）大疱期：大疱性类天疱疮的特征性表现——正常或红斑皮肤上的紧张性水疱和大疱，伴有基底部风团样的浸润性红斑斑块；10%～30%的患者可能伴有口腔、眼、耳鼻咽喉、生殖器部位的黏膜糜烂。

（3）临床变异型：临床上可有汗疱疹样类天疱疮（局限在手足部位的水疱）、结节性类天疱疮（皮疹类似结节性痒疹）、湿疹样类天疱疮等。

知识扩展

1. 如何诊断大疱性类天疱疮

（1）典型的临床表现。

（2）多数患者血液中嗜酸性粒细胞计数及血清 IgE 水平升高。

（3）皮肤组织活检病理：在显微镜下可以见到典型的表皮下水疱。

（4）血清 / 皮肤免疫荧光检查：可以见到在皮肤基底膜带有大量的荧光沉积，证明存在自身抗体。

（5）疾病特异性自身抗体检测：BP 180 和 / 或 BP 230 IgG 抗体阳性，能够有力支持大疱性类天疱疮的诊断。

2. 如何治疗大疱性类天疱疮

（1）临床上考虑药物引起的大疱性类天疱疮患者，应首先停用可能诱发疾病的药物。

（2）足量外用强效糖皮质激素制剂被普遍认为是一线治疗方法。部分难治性患者可能需加用系统治疗，如四环素类药物或糖皮质激素等控制疾病。部分患者需加用免疫抑制剂帮助糖皮质激素减量，以减少其副作用。

（3）近年来生物制剂（如度普利尤单抗等）也逐渐用于治疗大疱性类天疱疮，研究显示这类药物疗效明显、副作用相对更小。

（4）大疱性类天疱疮的患者护理也十分重要。

1）每日清水冲淋，水温适中，浴后及时涂抹药膏，有助于药物吸收；

2）大于 1 厘米的水疱可消毒后针尖对穿放出疱液，避免撕去

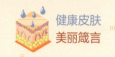

疱皮，以防感染；

3）注意室内温度，避免感冒；

4）在良好控制血糖的前提下，充分补充蛋白质等营养物质。

肤色小肉球会传染吗

怀孕的王女士最近发现，自己即将迎来新生命的同时，皮肤上也多了个"小伙伴"——一个肤色的小肉球。她心里不禁犯起了嘀咕：这个小东西会不会传染给肚子里的宝宝或者家人呢？其实，这个小肉球是皮肤软纤维瘤，也就是大家常说的"皮赘"。它就像皮肤上的一颗小痣，虽然看起来有点突兀，但并不会像病毒感染那样具有传染性。王女士可以放宽心，这个小东西不会影响到宝宝和家人的健康。当然，如果觉得它影响了美观，或者有些不舒服，也可以去医院处理。

 小课堂 ••••••••••••

1. 什么是皮赘

皮赘，在医学上称为软纤维瘤、软垂疣，是皮肤上最常见的纤维性增生组织，呈肤色或淡褐色，触之柔软，常通过一个短蒂连于皮肤，往往出现于皮肤皱褶部位，如腋窝、颈部、乳房下或腹股沟。皮赘对人体没有危害，许多人都有该病变，发生概率随年龄增长而增加。超重人群更容易出现皮赘。一些孕妇在孕中期也可能出现皮赘，但常在孩子出生后缩小或消退。

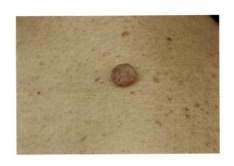

皮赘典型临床表现

2. 哪些人容易长皮赘

皮赘的发病原因及其机制尚不完全清楚，目前认为可能与遗传因素、年龄、体重增加、激素影响、摩擦有关。

如果家族成员中有人受累，那么长皮赘的风险会大一些。

皮赘的本质是一种皮肤老化，随着年龄的增长，出现皮赘的风险会逐渐增加，因此皮赘好发于中老年人群。

肥胖和糖尿病患者等血脂、血糖代谢异常人群长皮赘的概率会高于一般人。妊娠期间，皮赘发生率也会增加。除此之外，绝经期女性也容易被皮赘盯上。某种意义上，皮赘的出现提示机体代谢紊乱。

经常穿衬衫和高领衣服的人，由于皮肤与衣服之间经常摩擦，长皮赘的概率也会增加。

3. 如何判断小疙瘩是不是皮赘

皮赘有着特征性的皮肤表现，为带蒂外生物，表面光滑，触之柔软无弹性。当皮损不典型时，尤其是出现溃疡、渗血或明显的体积改变时，须临床医生根据患者个体情况判断，必要时可以通过组织病理学检查进行诊断。

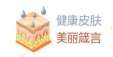

 知识扩展

1. 皮赘的不同类型

（1）丝状型软纤维瘤：常见于颈部两侧，皮肤表现为多个柔软的短丝状突起，长约 5 毫米。

（2）蒂型软纤维瘤：多见于颈部、腋下或腹股沟区域，皮损表面光滑，直径约 1 厘米，通常有蒂。如果发生扭转或梗塞，可引起疼痛。

（3）丘疹型软纤维瘤：好发于颈部和腋下，表现为散布多个小丘疹，直径 1～2 毫米。

2. 皮赘如何治疗

由于皮赘不传染，也不会发生恶变，通常可不予处理，若出于美观需求或皮赘太大影响日常生活可以行各种方法去除。一般建议以二氧化碳激光或微波、电离子等物理治疗为主，浅表性皮赘可行激光、液氮冷冻等治疗；深在性皮赘且较大者可外科手术切除；有蒂者可直接剪除皮赘，涂 3% 氯化铁溶液或轻度电干燥法止血。由于治疗过程中往往会伴有疼痛，可以采取局部注射利多卡因溶液或外涂复方利多卡因乳膏等表面麻醉剂进行局部麻醉。患者术后应注意创面处避免接触污染物，局部可外涂抗生素软膏，以防止感染。

 误区解读

1. 皮赘会传染，越长越多

这是不正确的。皮赘和丝状疣 [一种人乳头状瘤病毒（HPV）

感染所引起的皮肤疾病]外表非常相似,患者常会把他们混为一谈。皮赘为单发或多发(通常多发)、肤色或褐色(可有色素沉着)、表面光滑,质软。而丝状疣为表面粗糙,质韧。皮赘与HPV感染无关,并不会传染。

2. 身上的皮赘直接用绳子勒掉就行

这种方法不可取。民间有一种治疗皮赘的方法,即在其根部系紧一根绳子,据说这样可以断了"小揪揪"的营养,慢慢就坏死脱落了。这种方法有时候可能行得通,其原理是通过用绳子勒让软纤维瘤失去血液供应,使其缺血、坏死、脱落。但最大的问题是人们使用的东西不是无菌的,若皮赘太大、血供丰富实际上会流很多血,可能造成局部的感染、出血以及瘢痕。所以,如果要解决皮赘问题,建议咨询医院专科医生处理。

恼人的瘢痕疙瘩

小美在高中毕业后去打了耳洞,本来是为了能够戴上耳环,然而打耳洞的地方长出了硬硬的疙瘩,而且越长越大,现在已经长到2个蚕豆大小,重重地挂在耳垂上。两个疙瘩不仅非常影响美观,有时候还会出现瘙痒,非常影响小美的生活。于是,小美决定去医院去除耳垂上的两个疙瘩。医生建议小美进行手术切除,并且在切除后辅助放射治疗。

小课堂

1. 什么是瘢痕疙瘩

瘢痕疙瘩是皮肤损伤后一种异常的过度增生反应，常出现在手术、外伤、烧伤、痤疮、感染后，部分患者也可能没有明确的诱因。其典型表现是逐渐增大的边界清楚的红色斑块，高出皮肤表面并超过原有损伤范围，最常出现在前胸、肩背、耳垂、下颌等部位，且常发生在 20～40 岁青年人群。虽然瘢痕疙瘩不影响寿命，但暴露部位的瘢痕疙瘩影响美观，部分瘢痕疙瘩还可出现疼痛和瘙痒，影响患者的生活质量，严重者还会使其产生自卑心理。

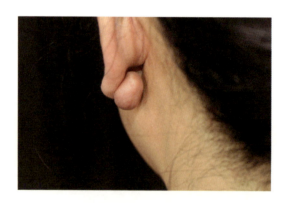

耳垂瘢痕疙瘩典型临床表现

2. 为什么会出现瘢痕疙瘩

瘢痕疙瘩的发病原因及其机制尚不完全清楚，目前认为局部皮肤张力、成纤维细胞异常增生、炎症细胞释放细胞因子紊乱等均参与瘢痕疙瘩的发生，部分瘢痕疙瘩还具有家族遗传史，即家族中有多人发生瘢痕疙瘩。

3. 瘢痕疙瘩患者最需要注意什么

瘢痕疙瘩患者最需要注意的是尽量避免进行不必要的有创的操作，比如打耳洞、美容注射或切除良性的皮肤肿物等，以免在创伤部位再次出现瘢痕疙瘩。如果必须进行有创操作，可以在接受操作后使用压力治疗或硅酮类制剂，预防瘢痕疙瘩的发生。

 知识扩展

1. 瘢痕疙瘩需要和哪些疾病相鉴别

临床上，医生通常可以通过病史和皮疹特征直接诊断瘢痕疙瘩，但仍然需要与一些疾病进行鉴别，包括增生性瘢痕、瘢痕疙瘩性芽生菌病等；其中，最需要鉴别的是隆突性皮肤纤维肉瘤。隆突性皮肤纤维肉瘤也好发于中青年人群的躯干部，常表现为红色的结节，部分可与瘢痕疙瘩相似。隆突性皮肤纤维肉瘤是一种皮肤的恶性肿瘤，会不断长大并向下侵袭到皮下组织甚至肌肉层，少数患者还可能出现远处转移。因此，出现逐渐增大的红色疙瘩还是需要到皮肤科就诊，由医生来判断是否需要处理。

2. 瘢痕疙瘩该如何治疗

瘢痕疙瘩本身是一种良性的增生，如果觉得不影响美观或生活，可以不进行治疗。对于想要治疗的人来说，主要方法有压力治疗、药物疗法、放射疗法、光电技术和手术切除等，且常常需要上述多种方法的联合治疗。一些比较小且比较薄的瘢痕疙瘩，可以优先考虑糖皮质激素局部封闭治疗，对于比较大的瘢痕疙瘩，优先考

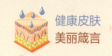
虑手术切除，术后采用抗张力治疗、放射治疗或注射治疗等控制复发，其中放射治疗是切除术后复发的首选方法。尽管如此，瘢痕疙瘩仍有较高的复发率。

 误区解读

只有损伤后才会出现瘢痕疙瘩

这是不正确的。尽管各种各样的皮肤损伤可以引发瘢痕疙瘩，比如手术、外伤、烧伤、痤疮、感染等，但仍有不少瘢痕疙瘩在发生之前没有明显的外伤或者诱因。

大大小小的黑点如何辨

32岁的小张最近无意发现自己身上散布着大大小小的"痣子"，有些是他以前就注意到的，有的则是新发现的。晚上刷手机时，小张开始检索"痣子需不需要切除"等内容，结果出现一些关于"黑色素瘤"的病例和图片，在外观上和他的某些"痣子"很相似。小张十分焦虑，并最终决定去医院就诊。皮肤科医生详细询问了他的病史并进行了体检，告诉他身上的"痣子"实际名为色素痣，发展为黑色素瘤的概率很低，并嘱咐他来医院定期复查。

小课堂

1. 什么是色素痣

色素痣主要表现为圆形或卵圆形、皮色或褐色的斑疹（不高出皮面）或丘疹（高出皮面），边界清楚，直径 2 ~ 5 毫米，其上可有毛发。掌跖部位可为线状斑疹，部分稍高出皮面。甲色素痣呈均匀的褐色纵向线条，边界清晰规则。

色素痣几乎人人都有，青春期增多明显。色素痣的数量与种族、性别、遗传等因素有关，白种人、女性、家族成员有较多色素痣者数量更多。

2. 色素痣和黑色素瘤的关系是什么？它会转变为黑色素瘤吗

色素痣是一种皮肤良性肿瘤，而黑色素瘤则是恶性程度极高的皮肤恶性肿瘤，易转移，可能危及生命。色素痣与黑色素瘤（尤其是早期损害）在外观上差异可能不明显，需专业人士进行详细的病史采集、体格检查并结合无创或有创检查才能区分。

如前所述，人群中的色素痣数量极为庞大，其中仅有极少数会恶变为黑色素瘤；而黑色素瘤中，约 30% 由色素痣恶变形成，其余大多数初发时即为恶性。

3. 什么样的"痦子"需考虑黑色素瘤

临床上主要采用"ABCDE 标准"来诊断早期黑色素瘤。

"A"不对称（asymmetry）：将皮损一分为二，两半不相同。

"B"边界（border）：边界不规则。

"C"颜色（color）：颜色斑驳，即单个皮疹呈现多种颜色，如红、蓝、黑、灰或白。

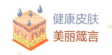
"D"直径（diameter）：直径≥6毫米。

"E"进展（evolution）：皮疹的大小、形状或颜色出现改变，出现溃疡、结节，或出现新皮损，尤其应关注40岁以上的患者。

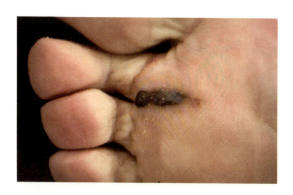

黑色素瘤的典型临床表现

儿童和青少年黑色素瘤可能不符合上述规则，需由专业人士综合判断。

在有多个痣的个体中，痣往往呈现一种或多种主要形态。当出现明显不同于其他痣的色素性皮疹时，即使不满足上述标准，也应加以留意或在专业医生的指导下检查或复查。

 知识扩展

1. 我需要去除身上的"痦子"吗

如果"痦子"的临床表现提示黑色素瘤，则应去除。

皮疹符合"ABCDE标准"的条目越多，提示黑色素瘤的可能性越大。需特别注意，我国患病率最高的黑色素瘤类型为肢端雀斑样痣型黑色素瘤，该类型皮疹生长于手掌、足底和指（趾）甲的甲板下。故此，对于这些高危部位皮疹应有更高的警惕性。

2. 如果想要去除"痦子"，我可以选择什么方法，各有什么利弊

可以选择手术、激光等方式去除。但如果高度怀疑黑色素瘤，不应选择激光治疗。

对于 1～2 毫米的色素痣斑疹，激光治疗常可获得满意的效果。激光治疗操作简单、恢复期短，但对于痣细胞有潜在的刺激性。应注意，如果激光治疗后皮疹复发，建议手术切除而非再次激光治疗，以避免反复刺激良性皮疹导致恶变或漏诊恶性皮疹。

对于更大、突出皮面的皮疹，往往需要手术才可去除干净。手术治疗多在局部麻醉下进行，切除皮疹后缝合，并依据手术所在部位决定拆线时间。手术治疗可对切除组织行病理诊断，明确边缘是否切净及切除组织的良恶属性，但术后可能存在更高的感染、瘢痕风险。

具体使用哪种方法，应在专业医生的指导下选择。

误区解读

手掌、足底、指甲、趾甲部位的色素痣一定要切除

并非所有这些部位的色素痣都要切除。尽管这些部位是我国人群最常见的黑色素瘤类型——肢端雀斑样痣黑色素瘤的好发部位，但人群中该肿瘤的综合发病率很低。如果发现这些部位的褐色皮疹，需要结合其出现年龄及有无"ABCDE 标准"特征综合判断，但相较于其他部位可以进行更高频率的随访观察。

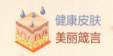

老年疣只有老年人才有吗

　　35 岁的张先生是一名机长，工作愈发忙碌的同时，面部和手臂上的褐色小斑点也在悄然增多。家人提醒他："是不是扁平疣？会不会传染？"张先生吓了一跳，赶忙去医院就诊。医生用放大镜仔细观察每一个斑点后告诉他，这不是疣，而是脂溢性角化病，俗称"老年疣"。张先生疑惑地问道："我年纪轻轻的，已经开始长老年疣了吗？"

 小课堂 ● ● ● ● ● ● ● ● ●

1. 什么是"老年疣"

　　"老年疣"，又称脂溢性角化病，是人体常见的良性皮肤肿瘤之一，随年龄增长逐渐增多，多见于 40 岁以上人群，但也有部分年轻的患者。老年疣可发生于除掌跖以外的所有皮肤，但好发于面部、颈部、手背等日光暴露部位，皮损呈浅褐色、棕色或黑色黏着样或蜡质样的丘疹或斑块，有时还伴有瘙痒、脱屑等表现。

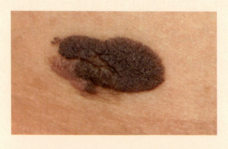

脂溢性角化病大体照片示例

2. 为什么会长"老年疣"

（1）老年疣的确切病因和发病机制尚不清楚。目前认为与皮肤老化、家族遗传、长期日晒等相关。

（2）HPV病毒感染可能也与之相关，但尚存争议。

（3）如果骤然出现大量老年疣伴有瘙痒等症状（炎症明显），需警惕潜在消化系统腺癌、淋巴瘤、乳腺癌、肺癌等恶性肿瘤风险。

（4）药物相关：一些抗肿瘤药物，如阿糖胞苷、多西他赛、长春新碱、吉西他滨、纳武利尤单抗等可能使"老年疣"出现瘙痒等炎症表现。

3. 长了"老年疣"该怎么办

（1）是否需要就医："老年疣"在年长者中广泛存在，但患者自己难以判断新长出的斑点是"老年疣"还是皮肤癌，因此应到医院皮肤科就诊，由专业人士明确诊断。

（2）是否需要治疗：多数患者无须治疗，但如果有症状或自觉影响美观，可以进行治疗。

（3）祛除方法：①液氮冷冻治疗；②手术治疗，皮肤电刮除术、削切术、切除术、电干燥术等；③激光治疗，Q开关激光、强脉冲光、铒激光（Er:YAG激光）、超脉冲二氧化碳激光等。

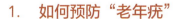 知识扩展

1. 如何预防"老年疣"

目前，尚无明确有效的预防措施，加强防晒、减少与空气中污

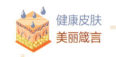
染物的接触可能会延迟"老年疣"出现时间。

2. "老年疣"的日常注意事项

（1）注意局部皮肤保护，避免搔抓，以防破溃感染。

（2）注意防晒，避免长时间日晒或晒伤。

（3）注意保湿，适度清洁，不要擅自使用外涂药物或偏方。

（4）如有皮损迅速增大、增多、红肿、破溃等表现，请及时就医。

3. "老年疣"需要与哪些疾病鉴别

（1）病毒疣：角化过度型脂溢性角化病与寻常疣在临床和组织学上有很多重叠，二者均可通过液氮冷冻经验性治疗，如须区分，可以考虑皮肤镜或组织活检。

（2）恶性肿瘤：在面部等日晒部位，日光性角化病、皮肤鳞状细胞癌、基底细胞癌、恶性黑色素瘤等恶性肿瘤可能与"老年疣"混淆，必要时可通过皮肤镜、活检病理来进行鉴别。

 误区解读

1. 只有老年人才会有"老年疣"

这是不正确的。老年疣通常在中年开始出现，少数年轻人在40岁以前首次发现老年疣，都是正常现象，无须焦虑。

2. "老年疣"时间长了可能会发生癌变

这是不正确的。老年疣是良性角质形成细胞肿瘤，目前尚无明确证据显示老年疣会随时间推移演变为恶性肿瘤。

快速长大的"痣"

刘叔叔是一名退休教师，平时喜欢在小院里侍弄花草。几个月前，他发现鼻梁上长出了一颗小"痣"，起初并不在意，但最近几周，"痣"突然迅速长大，颜色也变得越来越深，还伴有轻微的出血和疼痛。家人劝他尽快去医院检查，他才决定前往市立医院皮肤科就诊。皮肤科医生在详细检查后，怀疑刘叔叔的"痣"可能是基底细胞癌，建议他进行活检以确诊。活检结果显示，他的"痣"确实是基底细胞癌。医生立即安排了手术切除，手术非常顺利，癌变组织被完全切除。

 小课堂

1. 什么是基底细胞癌

基底细胞癌是一种常见的皮肤恶性肿瘤，多发于老年人，通常发生在日光暴露部位，如面部、鼻部等。它由皮肤表皮的基底样角质形成细胞异常增生引起，虽然增长缓慢，但若不及时治疗，可能会侵入周围组织。基底细胞癌通常不会扩散到身体其他部位，

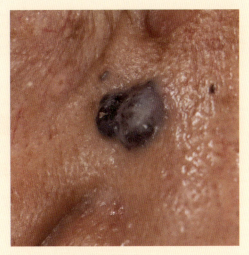

基底细胞癌典型临床表现

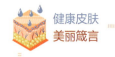
但会对局部皮肤健康构成威胁。

2. 基底细胞癌有哪些症状

基底细胞癌的症状主要表现在皮肤上。

（1）新生的皮肤肿块：这些肿块通常表现为粉红色或黑色的丘疹，常呈珍珠样或半透明状。丘疹内常可见到扩张的毛细血管。

（2）慢性溃疡：皮肤上可能出现持续不愈合的小伤口或溃疡。

（3）通常不伴疼痛或瘙痒等自觉症状。

3. 基底细胞癌有哪些危险因素

（1）紫外线暴露：长期暴露在阳光或人工紫外线源（如晒灯、日光浴床）是基底细胞癌最主要的风险因素。

（2）肤色：皮肤较白、容易晒伤的人群更易患基底细胞癌。

（3）年龄和性别：基底细胞癌在 50 岁以上的人群中更为常见，男性的发病率比女性更高。

（4）家族史：有皮肤癌家族史的人群患病风险更高。

（5）免疫系统受损：免疫抑制的人（如接受器官移植或患有某些免疫缺陷病的人），患基底细胞癌的风险更高。

 知识扩展

1. 基底细胞癌有哪些辅助检查手段

（1）皮肤镜：又称皮表透光显微镜，是最常见的诊断基底细胞癌的非侵入性手段，具有快速、便捷、无创的优点。

（2）组织活检：是诊断皮肤肿瘤的"金标准"，它不仅能够诊断基底细胞癌，还能够依据病理学表现将其分类。

（3）反射共聚焦显微镜：即皮肤 CT，可以通过生成皮肤组织的三维影像及亚细胞结构图像，帮助进行皮肤肿瘤的早期识别。

（4）高频超声：可以提供病变的位置、大小、形态、浸润深度、血流等信息，能够提示病理分型、指导手术切除的范围。

2. 基底细胞癌如何治疗

（1）手术切除：主要分为标准手术切除和 Mohs 手术。标准手术切除操作为切除肿瘤及其周边足够的组织（通常手术切缘为 4 ~ 5 毫米），术后做常规病理评估切缘；而在 Mohs 手术中，术者连续切除肿瘤组织、精确绘制手术区域、进行组织病理学检查，最终达到完整切除恶性组织并尽量保留正常组织的目的。

（2）放射治疗：对于无法手术切除或不适合手术的患者，可以使用放射线来杀死癌细胞。

（3）光动力治疗：在病变局部使用光敏剂，然后用特定波长的光照射癌变部位，激活药物以杀死癌细胞。

（4）冷冻治疗：也称为冷冻疗法或液氮冷冻，医生使用极低温的液氮冻住并杀死癌细胞。这种方法适用于较小的浅表型基底细胞癌。

（5）药物治疗：5% 咪喹莫特乳膏作为一种免疫应答调节剂，可用于治疗低危部位的浅表型基底细胞癌，适用于不愿手术或担心影响美观的患者。

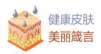

 误区解读

只有老年人才会患基底细胞癌

这是不正确的。虽然基底细胞癌在老年人中更为常见，但这并不意味着年轻人不会患上这种皮肤癌。事实上，基底细胞癌的主要致病因素是紫外线暴露，这并不分年龄。长时间暴露在阳光下、频繁日光浴或美黑的年轻人，也会增加患基底细胞癌的风险。此外，皮肤类型、遗传因素和免疫系统的状况也会影响发病概率。例如，皮肤较白、易晒伤的人，无论年龄大小，都更容易患上基底细胞癌。

答案：1. A；2. D；3.×

健康知识小擂台

单选题：

1. 脚癣的传染途径为（　　）

　　A. 接触传染，包括接触鞋袜、脚盆、地板等生活用品或环境

　　B. 空气传染，在同一空间可互相传染

　　C. 飞沫传染，近距离相处都可能传染

　　D. 饮食传染，通过污染的饮用水、食物传染

2. 黄褐斑加重的影响因素为（　　）

　　A. 紫外线照射

　　B. 妊娠、口服避孕药

　　C. 经常使用劣质化妆品

　　D. 以上都是

判断题：

3. 银屑病会通过日常接触传染。（　　）

了解常见的皮肤
问题——皮肤病
面面观自测题

（答案见上页）

打造专属于你的护肤方案——科学皮肤护理

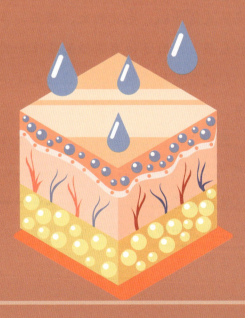

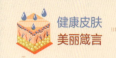
在日常皮肤护理中，我们往往被琳琅满目的护肤产品和纷繁复杂的护肤步骤所困扰。究竟怎样的皮肤护理才是最适合自己的呢？答案就在"科学皮肤护理"的核心理念中。本章将帮助大家构建科学的护肤流程，涵盖基础护理（清洁、保湿、防晒）和针对油痘肌、敏感肌（敏感性皮肤）等特定需求的专项护理。此外，还将探讨美白、抗衰老等功效性护肤品的选择与应用。通过这些实用指南，制订专属自己的个性化护肤方案，让肌肤绽放健康与美丽的光彩。

科学护肤第一步——清洁

　　小芳在网上看到某博主说不能频繁洗脸，会破坏"皮脂膜"，建议一周洗脸 1～2 次，她便照做了。一个月之后，她发现自己的皮肤变得油腻、毛孔粗大，额头、鼻子和下巴部位都出现红肿的痘痘，同时还伴有轻微的瘙痒和刺痛感。小芳急忙来到医院，经过医生的询问发现，她原本就是油性皮肤，而且正值青壮年，油脂分泌比较旺盛，加上她平常工作繁忙，经常需要熬夜。医生分析，油脂分泌的旺盛、皮肤清洁的欠缺、长期的工作压力以及不规律的作息导致她出现上述的皮肤问题，为此建议她改变清洁皮肤的频次，尽量纾解精神压力，避免熬夜，并配合合适的护肤产品及外用药物。不久之后，她的皮肤便恢复至正常状态。

小课堂 ·

1. 皮肤清洁的重要性

（1）去除污垢和油脂：皮肤新陈代谢过程中会产生许多代谢废物，如皮脂、汗液及表皮碎屑（皮肤表面脱落的角质层细胞）等，与外界细菌和尘埃等结合形成污垢，黏附于皮肤表面，适度清洁皮肤可以将黏附于皮肤表面的污垢和油脂清除。

（2）保护皮肤屏障、预防病原菌入侵：黏附于皮肤表面的油脂和污垢如不及时清除，可影响皮肤的透气性，还可能刺激皮肤，增加皮肤过敏反应的概率，同时未及时清除病原体的繁殖可增加皮肤感染的风险，导致皮肤屏障受损；而皮肤屏障的受损，又可进一步加重上述皮肤问题，从而形成恶性循环。故适当的皮肤清洁可以起到保护皮肤屏障、预防病原菌入侵等作用。

（3）促进皮肤的血液循环、营养吸收：清洁皮肤时，适度的水温及恰到好处的按摩可以加速面部皮肤的血液循环，有利于局部营养物质的吸收。

2. 皮肤清洁的正确方法

（1）用温水湿润脸部：如果条件允许的话，应选择 30～35 摄氏度流动的净化水湿润面部。因为自来水中富含矿物质及化学物质，如可溶性钙镁化合物，其浓度决定了水的"硬度"，过度使用"硬水"可能导致皮肤天然保湿因子含量降低、打乱皮肤表面 pH 的平衡，从而导致皮肤干燥、易敏；同时，这些物质还能和洁面产品的部分成分产生络合物，影响洁面产品的清洁效果。

（2）取适量洁面产品在手心搓揉起泡。

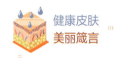

（3）轻柔按摩脸部，避免用力拉扯皮肤。

（4）用温水彻底冲洗干净。

（5）用柔软毛巾轻轻擦干脸部。

3. 在皮肤清洁过程中的注意事项

（1）适当频率：根据自己的皮肤类型和状况调整洁面的频率。一般每天早晚各清洁 1 次，并可视情况考虑辅以洁面产品。

（2）温和清洁：选择温和的洁面产品，避免使用过于刺激的清洁剂，以免破坏皮肤的天然屏障。

（3）避免摩擦：在清洁过程中，避免用力搓揉皮肤，以免引起皮肤屏障的损伤。

（4）后续护理：清洁后应及时补水并保湿，使用适合自己皮肤类型的护肤品，以保持皮肤的水油平衡。

 知识扩展

1. 如何选择适合自己的清洁产品

（1）干性皮肤：选择温和、不含刺激性成分的洁面产品，如乳状或凝胶状洁面产品，可提供柔和的清洁，同时保持皮肤水分。

（2）油性皮肤：选择控油效果好的洁面产品，如泡沫状洁面产品，能有效去除多余油脂和污垢。

（3）混合性皮肤：可以考虑洁面的分区护理，根据个人需要在 T 区（额头、鼻子和下巴）使用控油产品，在其他部位使用保湿效果较好的产品。

总的原则为：洁面之后面部皮肤不干燥、不紧绷、不油腻。

2. 在皮肤清洁过程中可能存在的问题

（1）清洁过度：应根据自己的皮肤类型选择适合自己的洁面频率和洁面产品，不宜过度清洁而导致皮肤屏障破坏，使皮肤出现干燥、敏感等症状。

（2）使用刺激性产品：应选择温和的氨基酸洁面产品，避免长期使用纯皂基洁面或使用其他刺激性强的洁面产品；除此之外，如已有皮肤敏感现象，应避免使用含有酒精和香料等成分的洁面产品。

 误区解读

用冷水洗脸会使皮肤毛孔收缩，变得细腻

这种观点是不正确的。皮脂腺过量分泌导致油脂堵塞毛孔，以及紫外线损伤等导致皮肤老化等原因均可造成毛孔扩张粗大。扩张的毛孔里堆积的是油脂、角质等物质，冷水洗脸不但无法收缩毛孔，还会因为清洁力度不够，导致面部油脂和污垢残留，进一步使毛孔变得更加粗大。所以应该选择30～35摄氏度流动的净化温水洗脸，效果最佳。

科学护肤第二步——保湿

在打折促销季，小美跟风购买了许多护肤品，本以为用了之后皮肤会水水嫩嫩的，结果一段时间后，皮肤越来越干，逐

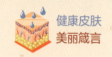
渐出现了瘙痒、发红、脱屑等不适，于是小美着急地来到医院就诊。医生经询问发现，原本就是干性皮肤的小美在每天使用洗面奶清洁皮肤后，还要用果酸类产品去角质；经皮肤检测发现，小美患处皮肤经皮水分丢失增加、皮脂含量减少，皮肤屏障功能严重受损。医生告诉小美，需要立即停用上述产品，并外用皮肤屏障修复类保湿产品。经过一段时间的治疗，小美的皮肤逐渐恢复到正常状态。

 小课堂

1. 皮肤为什么会干燥

除了气候、环境、年龄增长等自然因素，护肤不当是近年来女性皮肤干燥的主要原因。

（1）过度清洁：频繁地洗脸、洁面时间过长，并使用洁面刷、洗脸仪等都会导致皮肤屏障的损伤。

（2）过度护肤：在不了解自身皮肤状况的情况下，盲目地使用多种功效性产品加重皮肤负担，或者过度使用果酸、水杨酸等角质剥脱类产品，引起皮肤屏障受损，从而导致干燥、泛红、脱皮等不适。

（3）补水不保湿：补水和保湿是皮肤护理中两个不同的概念。补水旨在为肌肤表层补充水分，其效率高但持续时间短；保湿则是为了锁住肌肤水分，防止肌肤表面水分流失。因此，如果补水后不保湿，补进肌肤表层的水分很容易快速流失。所以，适当补水并加强保湿才能增加皮肤含水量，降低经皮水分丢失。

2. 皮肤为什么要保湿

皮肤角质层含水量一般在 20% ~ 35%，当含水量低于 10% 时，角质层的正常代谢无法进行，功能受到影响，就像干旱的土地长不出庄稼一样，干燥的皮肤就会变得粗糙、紧绷、失去光泽，甚至出现脱屑、皱纹。保湿是使用护肤品在皮肤表面形成保护膜，锁住肌肤水分，保证肌肤水分充足。因此，保湿是维持皮肤屏障功能的重中之重。

 知识扩展

面对琳琅满目的保湿霜，该如何选择适合自己的产品

（1）看成分：优秀的保湿产品通常由保湿成分和封闭成分两部分组成。保湿成分包括甘油、尿素、丙二醇、玻尿酸等，它们可以从真皮或外界环境中汲取水分来供给角质层。封闭成分包括油脂类（如霍霍巴油、牛油果油、橄榄油、羊毛脂等）、硅类（如环己硅氧烷、聚二甲基硅氧烷等），以及神经酰胺、角鲨烷等，他们的作用就是"锁水"。

（2）看质地：常见的保湿护肤品包括精华液、乳液和霜。精华液具有美白、抗衰、深层滋养等作用，质地轻盈易吸收，各肤质人群均可按需选择。乳液的含水量相对较多，用后感觉不黏腻，所以油性皮肤的人可考虑使用乳液，而干性皮肤的人在夏季亦可选用，但到了冬季还需要使用霜剂；混合性皮肤的人可以全脸使用乳液，局部干燥可以加用一层霜剂。

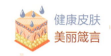
不同肤质选择不同的护肤品

肤质	保湿剂成分		保湿剂质地	
	夏季	春秋季、冬季	夏季	春秋季、冬季
干性皮肤	玻尿酸、神经酰胺、角鲨烷	甘油、尿素	精华液＋乳液＋霜	
油性皮肤	玻尿酸、神经酰胺		乳液	精华液＋霜
中性皮肤	玻尿酸、神经酰胺、角鲨烷		精华液＋乳液＋霜	
混合性皮肤	玻尿酸、神经酰胺、角鲨烷	甘油、尿素	精华液＋乳液	精华液＋乳液＋霜

其实，不同肤质的人在不同季节选用护肤品时，只要遵守"用后舒适、不干燥、不油腻"的原则，就能选到适合自己的保湿护肤品，而不是以控油为目的盲目地选择不适合自己的护肤品，易造成皮肤缺水。

 误区解读

1. 天天用面膜就可以让皮肤水嫩

这是不正确的。过度、频繁地敷面膜只会让皮肤过度水合，反而可导致皮肤屏障功能受损，失去锁水能力；使用成分复杂的面膜也容易出现新的皮肤问题。因此，除了在某些疾病的急性期，或者做了医美项目后的恢复期，在医生的指导下可提高使用面膜的频率，日常生活中不可以天天敷面膜。

2. 频繁使用保湿喷雾就能远离皮肤干燥

这是不正确的。虽然保湿喷雾中含有镇静肌肤、补充水分的有效成分，但水分蒸发可能会让皮肤变得更加干燥。因此，如果想用喷雾，可以在使用后及时涂上保湿乳液或者面霜锁住水分。

科学护肤第三步——防晒

一位来自美国芝加哥的 69 岁男性，他的左侧面部皮肤出现了明显的松弛和皱纹，比右脸看起来衰老了很多。在家人的建议下，这位患者来到医院寻求医生的帮助。原来，他是一名长途卡车司机，在过去的近 30 年里，每天都在经受着透过卡车侧窗阳光的暴晒，在紫外线的照射下，左侧的皮肤出现了干燥、肥厚和皱纹等光老化的表现；而右侧皮肤由于日晒较少，所以光老化程度较轻。看到这里，你是否倒吸一口凉气，原来"晒"和"不晒"差别这么大！

 小课堂

1. 光老化的"元凶"——紫外线

日光中的紫外线是"光老化"中最重要的影响因素。大量研究表明，紫外线对皮肤的损害包括晒伤、晒黑、光老化、光敏反应以及日光诱发的肿瘤，具体如下。

（1）晒伤：在没有采取任何防晒措施的情况下，一般人在强烈的日光下暴晒 15 分钟就会被晒红，如果继续晒就会出现水肿、脱屑、水疱，可伴有瘙痒和灼痛感。

（2）晒黑：当皮肤受到紫外线照射时，会激活黑素细胞中酪

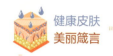

氨酸酶的活性，刺激酪氨酸转换成为多巴，从而在基底层中形成更多的黑色素来对抗紫外线，导致肤色变黑。

（3）光老化：紫外线会导致胶原蛋白以及弹力纤维变性，角质层增厚，水分流失，从而造成皮肤松弛、粗糙、皱纹、肥厚等老化表现。

（4）光敏反应：部分人对紫外线敏感度高，被紫外线照射后可出现急性光敏反应，表现为红斑、丘疹、渗出、瘙痒等症状。

（5）日光诱发的肿瘤：如日光角化病、基底细胞癌、鳞状细胞癌、黑色素瘤等。

2. 认识紫外线

按照波长的长短，紫外线可以分为短波紫外线（UVC）、中波紫外线（UVB）和长波紫外线（UVA）；其中，抵达地球表面的紫外线中超过95%为UVA，UVC和大多数UVB可被大气层中的氧气和臭氧吸收。UVB也叫"晒红波段"，它的能量较高，大部分被表皮所吸收，主要造成晒红、晒伤，但UVB穿透能力有限，可被玻璃、衣物阻隔。UVA也被称作"晒黑波段"，穿透能力最强，可达真皮层，也可穿透薄衣物和玻璃，可以引起黑色素沉着，同时也与皮肤光老化和皮肤肿瘤相关。

 知识扩展

1. 防晒"ABC"原则

（1）"A"（avoid）：避免日晒。最好的防晒，就是不晒。尽量避免每天中午11点到下午2点的时间段外出，选择阴凉处行走，减少紫外线损伤。

（2）"B"（block）：遮挡防晒。可通过打伞、帽子、墨镜、口罩、防晒衣等方式遮挡紫外线。深色的、不透光的面料防晒效果更好。

（3）"C"（cream）：涂防晒霜。如果不想裹得太严实或参加野外训练、游泳等情况，必须涂抹防晒霜，而且要使用足够的量。

2. 如何选择防晒霜

防晒霜包装上通常会看到两个数值：SPF 和 PA。

SPF（sun protection factor）：防晒系数，表示皮肤抵挡中波紫外线（UVB）的时间倍数。例如：如果不使用防晒品，皮肤晒 10 分钟就会出现红斑，那么 SPF 15 是指晒 150 分钟后出现红斑；SPF 20 是指晒 200 分钟后出现红斑。

PA（protection of UVA）：表示防晒产品对长波紫外线（UVA）的防护效果。UVA 的近期生物学效应是晒黑，远期影响是导致皮肤老化。因此，PA 的 "+" 越多，表示对 UVA 的防护效果越好。

因此，普通的通勤防晒选择 SPF 15、PA++ 即可；户外活动可选择 SPF 30、PA+++；海边游泳、暴晒等建议选择 SPF 50、PA++++ 的防晒霜。

3. 防晒霜的用法

涂抹时间：在出门前 15～30 分钟涂抹防晒霜；

剂量：以 1 元硬币大小产品涂敷于全面部为宜；

频率：一般产品需每隔 2～3 小时重复涂抹；

清洗：一般防晒产品，清水或洗面奶即可洗净，抗汗防水性产品则须更仔细彻底清洁，或借助卸妆产品。

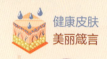

 误区解读

1. 我每天不出门，就不用防晒

这种观点是不正确的。紫外线中的 UVB 的确能被玻璃阻挡，但约 50% 的 UVA 仍会穿过玻璃，而 90% 的肌肤老化都是由 UVA 引起的，因此，只要坐在被阳光直射到的位置，距离窗户 1.5 米范围以内，都有可能受到紫外线损伤。因此，即使不出门，也需要防晒，可以涂防晒霜，或者使用遮阳窗帘、安装防紫外线镀膜玻璃等。

2. 阴天、多云天、下雪天太阳光不强，不需要防晒

这是错误的观点。阴天的紫外线强度可达晴天的 20%～30%，多云天则为 50% 左右，尤其是 UVA 的强度，处于较高水平；而到了冬季，臭氧层变得稀薄，会有更多的紫外线穿透，尤其是下雪天，雪可以反射 80% 的紫外线。

综上所述，上述天气出门仍需要防晒。

"脆皮保卫战"

30 岁的张女士很烦恼，她的脸老是反复泛红、干燥，特别是在季节转换时，遇到温差变化大、风吹日晒或是使用一些护肤品时，皮肤状况会急剧恶化，出现紧绷感、刺痛，甚至轻微脱皮。她最初尝试了市面上各种声称适合敏感肌的护肤品，但效果并不理想，有时甚至会更严重，还曾因误用含酒精的爽

肤水导致脸部红肿。在朋友的建议下，张女士决定寻求皮肤科医生的帮助。医生首先对她进行了皮肤测试，确定了她的皮肤类型及变应原。经过半年的规范治疗和科学护肤，她脸部的过敏症状终于得到了明显恢复。

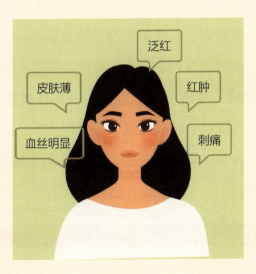

敏感肌

 小课堂

1. 什么是敏感肌

敏感肌是皮肤受到外环境微小刺激后，出现阵发性或周期性灼热、阵发性发红、刺痛、瘙痒及紧绷感，伴或不伴持续性红斑的一种综合征。敏感肌最易发生在面部。

2. 敏感肌有哪些表现

敏感肌通常是指皮肤容易在不同外界环境的刺激下产生刺痛、发热、瘙痒或紧绷感，伴或不伴红斑。在季节变换、精神紧张或换用护肤品等情况下，这些表现更加明显。

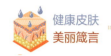

3. 敏感肌的病因有哪些

（1）个体因素：干性皮肤人群高发，女性多于男性。如疲劳、睡眠障碍、吸烟、压力较大等都容易导致皮肤的敏感。

（2）环境因素：频繁换用化妆品或同时选用多种品牌的化妆品、过度清洁面部、反复使用消毒产品、外用刺激性药物、局部长期大量外用糖皮质激素、某些激光及化学剥脱治疗后皮肤屏障未得到及时修复等，均可诱发和加重皮肤敏感。

（3）皮肤疾病：敏感肌可能是某些炎症性皮肤病所伴随的皮肤表现，如特应性皮炎、玫瑰痤疮、接触性皮炎、脂溢性皮炎、面部银屑病等，均容易出现面部潮红、红血丝等问题。

 知识扩展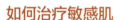

如何治疗敏感肌

敏感肌的治疗是一个综合治疗的过程，涉及生活方式调整、护肤习惯的改变、科学的药物及物理治疗等多方面。

（1）避免刺激因素：避免日晒，合理使用物理性防晒霜，穿戴防晒衣物。减少或避免辛辣食物、酒精和咖啡因的摄入。保持室内湿度稳定，避免长时间处于空调房间或暖气房。选用温和无刺激的护肤品，避免使用含有香料、酒精等刺激化学成分的产品。

（2）修复受损皮肤屏障：适当面部清洁，避免使用热水和粗糙的洁面巾。使用含有神经酰胺、透明质酸、甘油等成分的保湿产品，帮助修复皮肤屏障，推荐使用医用护肤霜或乳液。

（3）药物治疗：抗组胺药用于缓解皮肤瘙痒、红肿等症状；

外用钙调磷酸酶抑制剂可用于局部抗炎和修复；非甾体抗炎药等可用于减轻皮肤的炎症和疼痛。

（4）物理治疗：局部冷敷或冷喷可快速缓解红肿、瘙痒，收缩扩张的毛细血管。局部红光和黄光治疗有助于抗炎、促进皮肤屏障修复和细胞新陈代谢。合理使用强脉冲光和射频治疗，前者可封闭扩张的毛细血管，后者促进胶原蛋白增生，提高皮肤耐受性。

（5）生活管理：保持良好的生活习惯，规律作息，充足睡眠。增加蔬菜水果摄入，补充维生素和矿物质。心理调节，避免情绪波动，必要时寻求心理咨询。

 误区解读

1. 频繁深度清洁可解决痘痘问题

这是错误的。频繁洗脸或使用强力去角质产品，实际上可能破坏皮肤屏障，加重敏感肌的脆弱性。

2. 皮肤干燥时使用厚重的滋润霜

这是错误的。敏感肌应避免使用过于油腻或厚重的护肤品，它们可能不易被吸收且增加皮肤负担。选择质地轻盈的乳液通常更为适合。

3. 皮肤敏感期停用所有护肤品

这是错误的。皮肤敏感期应避免使用含有刺激性成分（如酒精、香料）的保养品，但不应停用所有产品。应使用温和、具有镇定舒缓功效的产品，帮助皮肤恢复健康。

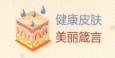

整修"大油田"

经常长痘的朋友们，可能都会遇到以下烦恼：①天气一热，脸上就呲呲冒油，感觉随手一抹都能刮下来一大把油；②稍微晚睡，吃点辛辣、油腻或者甜的东西，再或者喝一次酒，额头上、鼻子上就不客气地冒出痘痘来；③早上化好的妆，等到下午就因为出油导致脱妆；④毛孔粗大，肤色暗沉，面色偏黄。

如果符合以上症状，那么您的面部皮肤就可以确诊为：油痘肌（俗称"大油田、大油皮"）。

 小课堂 ● ● ● ● ● ● ● ● ● ● ● ●

1. 什么是油痘肌

油痘肌是指皮肤油脂分泌旺盛、毛孔粗大、有黑头、皮质厚硬的皮肤类型，其皮肤外观油腻发亮，肤色往往较深，但弹性好，不易起皱。

2. 油痘肌的成因

肤质的形成跟遗传有一定关联。此外，后天的生活习惯也是重要原因，以下 3 点是油痘肌的主要成因。

第一，外界环境。总体来讲，北方油性肤质的人比南方更多，主要原因是北方空气干燥，如果没有及时护肤的话，皮脂腺就会得到错误指令——不停地出油来保护皮肤，不让肌肤水分进一步流失。

第二，作息习惯。连续熬夜后，脸就会开始变干，然后变得油光满面，还暗沉发黑。因为熬夜会导致体内各种激素紊乱，特别是雄激素分泌增多，让角质层变厚，并刺激皮脂腺分泌更多油脂。

第三，饮食习惯。胆固醇和葡萄糖是合成人体皮肤上油脂的主要成分，过量摄入就会引起油脂分泌增多。

3. 油痘肌的四大特征

（1）毛孔粗大：皮脂分泌量加大，为了排出油脂就需要更大的毛孔。皮脂分泌过多可能会引起微生物大量繁殖，堵塞毛孔，形成脂栓将毛孔撑大。

（2）黑头粉刺：油脂向表皮排出时未能及时清除，顶部接触空气后会被氧化，从而形成黑头、粉刺。

（3）痘痘频发：皮脂分泌多堵塞在毛囊口，引发痤疮丙酸杆菌繁殖，在多重原因作用之下，皮肤就开始长痘了。

（4）肤色暗沉：油脂堆积在皮肤表面，接触紫外线就会形成过氧化脂，进而导致肤色暗沉、发黄、没有光泽。

4. 油痘肌的好发人群

油痘肌一般好发在 18～30 岁人群，还有喜好甜、油腻、辛辣饮食，以及伴有饮酒、熬夜等不良生活习惯的人群。

 知识扩展

1. 油痘肌人群日常生活应注意些什么

（1）温和清洁：选择无刺激、不含香料和酒精的洁面产品。建议早晚各洗一次。

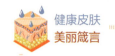

（2）及时补水：多数油性肌肤都是因为肌肤内水分不足，导致油脂分泌过盛，所以要保证肌肤水分充足，维持水油平衡。

（3）饮食调理：保持饮食均衡，多摄入水果、蔬菜和高纤维食物，减少油炸食物和甜食的摄入。

（4）改变不良生活习惯：保持充足睡眠，远离压力和焦虑，避免频繁熬夜和饮酒。

2. 油痘肌应如何选择合适护肤品

（1）适度去除角质：去除肌肤表面的角质层，可以帮助减少毛孔堵塞和痘痘生成。可选择温和的含有水杨酸、果酸提取物等成分的产品，每周 1 ~ 2 次即可。

（2）修复皮肤屏障：选用正规医学护肤品，如含神经酰胺、透明质酸、胶原蛋白等的护肤品，修复皮肤屏障，增加皮肤含水量，保持皮肤滋润。

3. 油痘肌的医学治疗方法

如果以上方法都不足以改善油痘肌，则需要在医生的指导下进行医学治疗。

（1）口服异维 A 酸：具有控油、疏通毛孔、减轻炎症的作用，需注意不良反应。

（2）光子治疗：可通过光化学效应杀灭痤疮丙酸杆菌，还可以抑制皮脂腺分泌，促进炎症的吸收和消退。

（3）黄金微针及二氧化碳点阵激光：有细腻肤质、控制油脂、增厚表皮的作用，还可治疗痘坑。

（4）水光针：可以向皮肤深层补充玻尿酸，保湿效果持久，还能改善暗黄、干燥的肌肤。

误区解读

1. 勤洗脸能去油

这是不正确的。勤洗脸确实可以起到暂时去油的作用，但它并不能从根本上解决问题。油脂并不是一点用处都没有，在一定程度上也可以保护你的皮肤，相反过度清洁皮肤更容易导致皮肤屏障损伤，引起皮肤过敏，甚至导致过敏性皮炎。

2. 白醋洗脸能祛痘

不推荐这种做法。有的人认为，白醋中的醋酸可以软化角质层、剥脱老废旧的角质，所以坚持用白醋洗脸能起到祛痘的作用。事实上，长期使用白醋洗脸，我们的皮肤屏障肯定会受损，皮肤会越来越敏感，严重者甚至会出现刺痛、痘痘等情况。

3. 为了补水，我们可以天天敷面膜

这是不正确的。前面提到出油是因为皮肤缺水，所以有的小伙伴就会想到"要是天天敷面膜，不停地往脸上喷补水喷雾就可以抑制出油了"。如果这样过度补水，你的肌肤一定会出现过度水合的问题，补充过多的水分反而会让脸部更容易出油。

呵护你的秀发

在一次聚会上，小丽决定尝试染发，选择了一款深棕色的染发剂，染发过程非常顺利。但是几天后，她发现自己的头发变得非常干燥和毛糙。她开始使用各种护发产品，包括护发

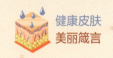
素、发膜和精油，但是效果并不明显。最后，她不得不去看皮肤科医生，医生诊断她的头皮出现了轻微的过敏反应，导致头发失去了水分和光泽。经过一段时间的治疗和护理，小丽的头发逐渐恢复了健康。

 小课堂

1. 常见的毛发问题有哪些

（1）脱发：指头发过度脱落，导致头发变薄或秃顶。脱发通常可分为雄激素性秃发、休止期脱发、生长期脱发、牵拉性脱发、瘢痕性秃发和斑秃等类型。

（2）头发干枯毛糙和分叉：头发由于缺乏水分和养分，变得干燥、毛糙、易断裂，或头发出现分叉，通常是由于过度染烫、使用不合适的护发产品或梳头不当所致。

（3）白发：头发变白是由于黑素细胞逐渐减少或失去活力所致。

2. 毛发的基本结构与生长周期

毛囊包括毛囊上皮和毛干。毛发具有一定的生长周期，包括生长期、退行期和休止期，时间分别约为3年、3周和3个月。正常人约85%的毛发处于生长期，小于15%的毛发处于休止期，退行期为二者之间的中间状态，比例较小。

3. 日常毛发护理的要点

（1）洗头的频率因人而异，做到头发不油腻、不干燥为度。如您的头皮较油腻，可以每天洗1次；中性头皮2～3天洗1次；随着年龄的增长，头皮油脂分泌会随之减少，洗头的次数也可相应减少。

（2）正确的洗发方法：头发用水浸湿后，将洗发香波倒在手掌心，搓揉至有泡沫后，涂抹于头皮及头发上，用指腹按摩清洁约1分钟后，用温水冲洗。

（3）护发素的使用：护发素的作用是中和洗发香波过高的pH，减少静电导致的头发打结，使头发顺滑，增强头发坚韧度，防止紫外线损伤，从而保护头发。需要注意的是，护发素不要直接接触头皮，重点涂抹在发梢。

（4）擦干头发的注意事项：建议使用毛巾包裹头发，吸收头发大部分水分。若使用吹风机，须沿毛发生长方向，低温小风挡吹干。

 知识扩展

1. 头皮和头发的防晒十分重要

或许大家对于面部防晒十分了解，然而很多人可能忽略了头皮和头发的防晒，其实头皮和头发也会受到紫外线照射损伤，因此在正午暴晒或长时间户外活动时，一定要注意使用防晒帽、遮阳伞等进行防晒。

2. 生活习惯对于头发的养护也十分关键

（1）规律的作息、充足的睡眠、不熬夜，避免焦虑、烦躁等情绪。

（2）合理饮食，均衡营养，减少高糖、高脂及煎炸油腻食物的摄入。

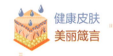
（3）不要长期保持同一发型及发缝，或者扎太紧的马尾辫，以免造成局部的毛发稀疏和发际线后移。

3. 如何自测自己是否存在脱发

正常人每天可脱落 70～100 根头发，若每日自然脱发量超过 100 根，或者用手指指腹抓住一撮头发（50～60 根），随之轻拉，不同部位重复 5～6 次，每次牵拉有超过 6 根或更多的头发脱落，即判断为拉发试验阳性，有脱发的可能性。

 误区解读

为了快速吹干头发，可以将吹风机调至最热、最大档

这是不正确的。高热度大风，容易造成头发蛋白质损害，导致头发毛糙、断裂和分叉。正确做法是使用低温小风档吹干，风口距离头发约 15 厘米。

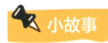 从罗马议会到凡尔赛宫的"头"等大事

在古罗马，头发是身份的象征，当权者会顶着满头发辫。罗马人甚至曾经打算让议会通过"秃子法令"来禁止秃顶男子竞选议员。法兰西国王路易十三也"秃"病相连，脱发面前，人人平等，而他选择了戴假发的方式。此后，朝臣竞相效仿，到了十七八世纪，假发变成了贵族气派和特权阶层的象征。可见古代欧洲满头秀发不论对一个人的形象颜值，还是阶层地位，都十分重要。

皮肤抗老，你选对产品了吗

34岁的小李最近最怕一件事，即照镜子时眼角的干纹，以及修图时脸上断层的"三八纹"，明明开了"十级美颜"，怎么还有"三八纹"呢？现在的人最怕打开前置摄像头的那一刻，明明是想要确认自己的美貌，结果被肤色暗沉、松弛下垂、细纹、毛孔、黑头给自己上了一课。那么，我们该如何预防衰老呢？小李赶紧去了医院就诊，在医学美容科医生的面诊后，小李明白了什么是皮肤衰老，日常如何预防衰老。

 小课堂

1. 什么是皮肤衰老

相比于正常皮肤，发生衰老后的表皮、真皮以及皮下组织都将发生显著改变，包括皮肤松弛变薄、干燥粗糙、皱纹加深、弹性降低、色素沉积等。

2. 为什么会出现皮肤衰老

除年龄增长、遗传因素和代谢变化导致的不可控的、固有的皮肤老化进程外，还有许多外界刺激会加速衰老过程。例如，紫外线照射、接触有毒化学污染物、吸烟、病原体感染、营养不良、长期缺水、睡眠不足等。

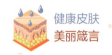
3. 如何预防皮肤衰老

外部刺激引发的皮肤衰老，很大程度上是可以通过各种手段来预防的，例如：使用护肤品、防护服和太阳镜，服用抗氧化剂和细胞调节剂，采取激素疗法或医美手段进行治疗等；其中最为常用的就是选择合适的护肤品进行局部保护。

4. 如何选择合适的抗衰老护肤品

对于大多数人来说，保湿和防晒是延缓皮肤衰老的关键，而对于有其他特殊需求的人群，选择最合适自己的抗衰老产品才能获得最佳的效果。选择护肤品不必刻意追求高价格和大品牌，适合自己的才是最好的！

 知识扩展 ///

护肤品的抗衰老成分及功效机制

（1）保湿剂：保湿剂可以有效地缓解皮肤失水，从而延缓皮肤老化。常见的保湿剂有神经酰胺、透明质酸、丝胶蛋白、甘油、丙二醇、尿囊素、乳酸，以及一些矿物油和植物油等。

（2）抗氧化剂：抗氧化剂是预防皮肤氧化损伤和老化的重要手段。常用的抗氧化剂有天然多酚、α-硫辛酸、烟酰胺、辅酶Q10、超氧化物歧化酶（SOD）、谷胱甘肽过氧化物酶、金属硫蛋白、半胱氨酸、番茄红素、维生素C、维生素E、黄酮类化合物等。

（3）抗光老化剂：紫外线照射是导致皮肤衰老的诱因。常用的有机防晒剂有氨基苯甲酸酯、肉桂酸酯、水杨酸酯、间苯二甲酰和二苯甲酮。除上述有机防晒剂之外，氧化锌、二氧化钛、氧化铁、高岭土和炉甘石等无机物也可通过反射或散射等方式削弱紫外线的辐射。

（4）抗皱剂：许多酚类化合物都有抗皱作用，如儿茶素、原花青素、没食子酸、咖啡酸、槲皮素糖苷和二苯乙烯反式白藜芦醇等。

（5）生长因子：生长因子可以促进胶原蛋白与弹性蛋白合成、血管生成和创伤修复等。常用的生长因子有表皮生长因子（EGF）、成纤维细胞生长因子（FGF）、血小板衍生生长因子（PDGF）和人胎盘源促细胞生长因子（HPGF-1）等。

 误区解读

1. 平时很注重抗老，皮肤就不会衰老

这种观点是片面的。我们要明确一个观点，皮肤衰老是生理自然进程，而抗老手段只是为这个进程按下"减速"键，想要返老还童不太现实。

2. 按摩能促进护肤品吸收，还能抗衰老

这是不正确的。其实，按摩并没有那么神奇的功效，大力搓脸和错误的按摩方法反而容易损伤皮肤的胶原纤维，皱纹也就这么被"请"上脸了。

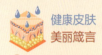
 小故事　BBC 纪录片揭示延缓衰老的 4 个关键

英国广播公司（BBC）的纪录片——《如何延缓衰老》，用科学严谨的实验，得出抗衰老的解决方案，实打实地教会我们如何让岁月来得慢一些。首先要注意防晒；其次多吃颜色鲜艳的食物、富含脂肪的鱼类，以及类似西蓝花那种带苦味的食物；再次减少淀粉的摄入；最后，最重要的是戒糖。想要延缓衰老，保持青春，每个人都需要打一场名为"自律"的硬仗！

让肌肤闪闪发光

李女士为了美白，在平时经常去的美容院里花一万多块钱购买了 8 次"美白针"的注射，注射 2 次后效果并不明显，但本着"不到黄河心不死"的执拗，继续坚持，在注射到第 4 针的时候，她的身体出现了严重的不良反应。刚开始时感觉浑身无力，然后腰部有点儿酸痛，接着出现胸闷、头晕、呕吐等症状，于是到医院进行检查。验血报告单显示，她的肌酐指标超出了正常值的范围。李女士随即停止了"美白针"的注射，在综合医院治疗后各种症状逐渐消失，恢复了健康。

 小课堂

1. 什么是真正的美白

真正的美白是立体的白，不是苍白、灰白。"美白"的肌肤需要白里透红、肤质细腻、肤色均匀、光透亮泽、没有黄气、没有色斑或色斑不明显，由内而外透出光透亮白、白皙无瑕。

2. 如何正确进行美白自测

首先，看手臂内侧的颜色，手臂内侧接受紫外线伤害较少，所以我们面部的白皙度最多可以达到自己手臂内侧的程度；其次，看我们颧骨、嘴角、眼窝的肤色，这些部位通常颜色较深，导致脸部肤色不均匀；再次，晒斑、色斑也是影响整体美白度的重要因素；最后，皮肤通透能折射更多光线，看起来肌肤更加白嫩，能在视觉上提升美白度。

3. 影响美白的因素有哪些

一是黑色素，黑色素过多或者分布不均，皮肤就会显黑或有色斑。二是皮肤含水量，角质层吸收充足水分，排列整齐，对光的透光率提高，看起来更加透亮。三是角质层厚度，角质层偏厚，肤色会偏黄，颗粒层和透明层偏厚，肤色会偏白。四是皮肤表面平整度，粗糙的皮肤表面对光线容易产生散射，透光率会降低，显得暗沉。五是血红蛋白氧含量，氧合血红蛋白的含氧量越高，皮肤会显得越红润。六是其他外源性色素。

4. 如何选择美白类化妆品

首先，必须通过正规渠道购买；其次，根据自身的皮肤状况选择合适的产品，最好是经过敏感测试的产品；再次，在使用美白化妆品时减少日晒，必要时配合防晒，对美白化妆品效果的期望不能太高。黑色素形成后，一部分被分解，另一部分会随着表皮细胞的脱落被清除，这个过程一般需要 28 天左右。

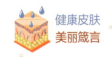
 知 识 扩 展

1. 外用美白产品的有效美白成分及机制有哪些

目前，美白成分的主要作用机制包括 3 种：①抑制黑色素合成：主要包括氢醌、熊果苷、曲酸、苯乙基间苯二酚（377）、肽安密多等；②阻断黑色素转运：主要包括烟酰胺、壬二酸、绿茶提取物等；③促代谢、剥脱表皮层：如维 A 酸、果酸、水杨酸等。

2. 如何正确美白

第一，防晒是我们美白路上必须做好的第一步，有效防晒可以减少黑色素生成。第二，保湿，建议日常选用温和的洁面产品，洗后马上涂抹保湿产品；另外，平时要多喝水，每日摄入量大约需要 2 000 毫升。第三，戒糖，少吃含糖太多的食物，否则糖化容易导致皮肤老化、粗糙。第四，早睡，规律的生物钟能够帮助身体正常代谢，帮助黑色素排出。第五，适量运动，适度的有氧运动能够帮助身体正常代谢，排出黑色素和其他代谢废物。第六，食补，保持膳食均衡，日常要多吃蔬菜水果以及含铁食物。第七，医学美容，化学换肤能适度剥脱角质，激光技术能帮助"击碎"黑色素颗粒、促进黑色素代谢，让皮肤更快变白，如光子嫩肤。医美手段必须选择专业的医疗美容机构，并严格按照医嘱进行后期护理。

误区解读

1. 人的肤色只由黑色素构成

这种观点是不正确的。肤色主要由 4 种生物色素组成：黑色素、氧合血红蛋白、还原血红蛋白和胡萝卜素。其中，黑色素是肤色的主要决定因素。皮肤的角质层增厚、真皮老化，也会影响肤色。总体来说，肤色受多种内在及外在因素的影响，与相关基因、皮肤组织的光学特性、皮肤表面状态、皮肤结构、皮肤内色素含量及分布、人眼视觉等有密切关系。

2. 肤色白的人可以不防晒

这种观点是不正确的。黑色素是皮肤为了保护机体不受外界紫外线的伤害而进化出的强大"防御武器"。肤色白皙的人更容易被晒伤，继而产生红斑、水肿、脱屑，甚至水疱等症状；肤色白皙的人更易光老化，出现皮肤松弛下垂、毛细血管扩张、细纹等问题。肤色较白者更应注重防晒。

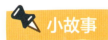 **"美白针"如何跌落神坛**

"美白针"在国内受追捧始于明星效应。2013 年，中央电视台《每周质量报告》栏目曝光，所谓的"美白针"，就是几种能抑制黑色素的药物调配在一起，再通过静脉注射，从而达到提亮肤色的效果，其药物成分有传明酸、谷胱甘肽、维生素 C、维生素 B 等。"美白针"尚缺少大样本随机双盲的临床研究。不同的药剂配在一起会产生许多化学反应，长期使用会对人体造成各种伤害。"美白

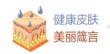

针"在多国已被禁止，包括菲律宾、美国、法国等。2015 年 9 月，美国食品药品监督管理局（FDA）发布公告警告称："美白针"不仅可能无效，而且不安全，FDA 从未批准任何一种注射类的美容产品。我国国家药品监督管理局也从没有批准过名为"美白针"的药品。所以，"美白针"不仅效果无从考证，更有可能危害我们的健康。

答案：1. C；2. C；3. ×

健康知识小擂台

单选题：

1. 防晒产品上标注的"SPF 值"代表（　　）

    A. 防晒时间长短　　　　　B. 防护 UVA 的能力

    C. 防护 UVB 的能力　　　　D. 防水性能

2. 以下不是敏感肌的表现的是（　　）

    A. 面部反复红斑

    B. 面部反复瘙痒伴轻度刺痛

    C. 面部长"老年斑"

    D. 面部短暂日晒后持续泛红、刺痒

判断题：

3. 你在熬夜后脸很油，朋友给你推荐用硫磺香皂洗脸，可以强力去油。你感觉他的话有点儿道理。（　　）

打造专属于
你的护肤方案
——科学皮肤
护理自测题

（答案见上页）

定制你独一无二的美丽

——医学美容技术

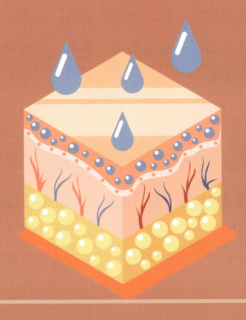

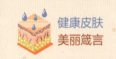

随着科技的进步，解决皮肤问题的方法更加多样化。本章将介绍一系列的医学美容技术和方法，旨在改善毛孔粗大、痘印痘坑、黑眼圈、色斑等多种皮肤问题。从光电技术、美塑疗法、肉毒毒素注射、透明质酸注射、胶原蛋白注射，到毛发移植、Mohs 显微描记术等，为你打开一道通往皮肤健康的大门，定制你独一无二的美丽方案。

烦人的毛孔

30 多岁的小李是一位哺乳期的女性，夜晚需要亲自母乳，白天还要紧张地上班，每次卸妆后都感觉毛孔越来越明显，像橘子皮一样。最令她感到崩溃的是，自己跟着网上的宣传试了很多方法，买了一堆化妆品，也去美容院做了"小气泡"等美容项目，钱花了不少，但这些粗大的毛孔没有丝毫改变，母亲节就要到了，作为一个为家庭、为事业付出的女性，面对镜子里的自己，她深感无奈。后来，在老公的建议下，她求助了皮肤科医生……

 小课堂

1. 影响毛孔大小的因素

（1）皮脂分泌量过高：对于天生皮脂分泌旺盛的人来说，那些不能被正常排出的油脂会堆在毛囊里，久而久之毛孔就被撑得越来越大。而雄激素水平、饮食及外源性刺激物质等的作用，均可导致皮脂分泌旺盛。

（2）皮肤衰老：随着年龄的增长，皮肤的衰老与机体的衰老是同步进行的，皮肤弹性逐渐下降，毛囊孔失去周围组织的支撑作用之后，就会被纵向拉长，毛孔也就越来越大。

（3）皮肤的炎症：炎症性皮肤病常常会导致局部组织水肿，从而造成毛孔粗大。

除此之外，长毳毛、日晒、熬夜、抽烟、接触厨房油烟、不正确的护肤方式等也是影响毛孔大小的重要因素。

2. 如何缩小毛孔

（1）药物治疗：外用维 A 酸类药物，如维 A 酸、阿达帕林等可适度缩小毛孔。维 A 酸类药物去毛孔效果好，但刺激性较大，需要慢慢建立耐受，适合面部长痘伴有毛孔粗大的患者。皮肤耐受性较差者不建议使用。

（2）物理治疗：通过强脉冲光、点阵激光、射频微针等治疗来重塑胶原蛋白，诱导皮肤收紧，促进弹性组织的形成，使皮肤变得光滑、皮脂分泌减少，毛孔扩张的情况得到显著改善。

（3）注射治疗：也就是通常说的"水光针"，利用负压吸引原理，把透明质酸钠及其他营养药物混合之后精准注入皮肤特定层次，刺激胶原蛋白再生，延缓皮肤衰老。在"水光针"中添加肉毒毒素，有抑制油脂分泌的作用，从而起到缩小毛孔的功效。

知识扩展

如何做好日常护理

对于面部毛孔粗大的问题，做好日常护肤能够提供有效帮助。

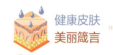

（1）面部清洁：使用合适的清洁产品清除掉脸上的灰尘、油脂、化妆品等残留物，避免堵塞毛孔，保持面部洁净。同时，不要过度清洁，除了防水化妆品须局部使用卸妆产品卸除，其他部分用洗面奶就可以洗干净了。至于去角质的产品须谨慎选择，这类产品对于已有的毛孔粗大问题帮助不大。

（2）加强保湿：脸部越干，皮肤越会代偿性分泌更多油脂，所以日常做好保湿也很重要，保湿产品使用适合自己的即可，油皮可以选用较清爽的保湿产品。

（3）注意防晒：做好物理防晒和化学防晒，两者结合效果更佳。

（4）使用含酸护肤品：日常使用 10% 以下浓度的果酸、2% 水杨酸的护肤产品，可以溶解角栓、疏通毛孔，对于轻微的毛孔粗大有所帮助。但这类产品也有一定刺激性，需要从低浓度开始使用，慢慢建立耐受。

烦人的毛孔

 误区解读

1. 毛孔粗大是一种疾病，一定要治疗

这是不正确的。很多人被毛孔粗大困扰，但其实毛孔粗大并不是一种疾病。正常的毛孔本来就是肉眼可见的，所以毛孔粗大是否需要治疗，完全取决于个人对它的重视程度，如果毛孔并不是很大，但给你带来了困扰，也是可以通过各种方式缩小毛孔的。

2. 毛孔粗大问题只要做了医美治疗就能一劳永逸

这是不正确的。毛孔粗大的成因复杂，个体差异较大，任何治疗都不是一劳永逸的。医美手段（如强脉冲光、点阵激光、射频微

针）虽可暂时改善毛孔外观，但无法完全抑制皮脂分泌或自然衰老进程。医美效果也需长期维护，如果治疗后护理不当，如日晒、熬夜、高糖饮食等，毛孔仍可因为皮脂分泌过多或皮肤老化再次变大，维持效果需要配合日常护肤和健康习惯。此外，频繁过度医美还可能导致皮肤屏障受损，反而加重皮肤负担。因此，毛孔粗大需科学管理，医美是"改善工具"而非"终极答案"。

痘过不留"坑"，青春的脚印，如何"摆平"它

刚毕业不久的小周，作为公司新人想努力表现，经常熬夜加班，还每天离不开甜点、奶茶。结果脸上冒出的痘痘越来越多，她忍不住每天抠、挤，等到痘痘终于被挤走了，却留下了高低不平的"痘坑"，跟月球表面一样。她每天都要化厚厚的妆来遮掩，有时出门还会戴上口罩来挡住脸颊，一向开朗的她开始自卑起来。这可急坏了小周的妈妈，催促她到医院看看。小周被医生诊断为"痤疮瘢痕"。经过多次点阵激光治疗，小周面部的"痘坑"终于平整了。

 小课堂

1. 什么是痘坑

痘坑，即痤疮萎缩性瘢痕，3% ~ 7% 的痤疮患者会遗留瘢痕。痤疮瘢痕有两种类型，第一种是凹陷性或者萎缩性瘢痕，也就是常说的痘坑；第二种是增生性瘢痕与瘢痕疙瘩。

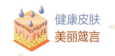

2. 痤疮瘢痕形成的原因

痤疮瘢痕的发病机制涉及微生物感染诱导不正常的免疫应答，炎症反应迁延，以及遗传背景与高危人群等多方面因素。重度痤疮家族史者更易产生痤疮瘢痕。相较于女性，男性痤疮瘢痕发生率更高。痤疮丙酸杆菌等病原微生物参与痤疮瘢痕形成，炎症反应是痤疮瘢痕产生的重要因素，痤疮瘢痕严重程度与痤疮的严重程度和持续时间密切相关。治疗剂量和疗程不足，导致炎症反应未有效控制，自行挤压、挑除痘痘又反而增加了炎症反应。因此，早期、规范治疗对于减少瘢痕形成至关重要。

3. 如何治疗痤疮瘢痕

痤疮瘢痕是永久性的存在，不会自行消失，因此必须采取合适的治疗手段。对于已经出现的瘢痕，治疗宜早不宜迟。

（1）萎缩性瘢痕：首选剥脱性点阵激光，如二氧化碳点阵激光治疗；其次可选择离子束或铒激光治疗。其他有效的治疗方法包括非剥脱点阵激光、微针、射频治疗，一些较大的凹陷性瘢痕还可以选择钝针分离、填充或者手术切除。

（2）增生性瘢痕与瘢痕疙瘩：治疗比较困难，目前多采用综合治疗，如激素局部注射、激光治疗（染料激光、二氧化碳点阵激光），痤疮导致的瘢痕疙瘩亦可以切除后局部放射治疗。

治疗痤疮后瘢痕的手段多样，不同类型的皮损可选择不同的方法进行治疗，也可以进行联合治疗。痤疮瘢痕越早治疗越好，但由于个体差异较大，不存在绝对的最好、最快、最有效方法，应在医生指导下充分结合个人情况，选择最合适的方案。

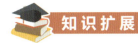 **知识扩展**

如何做好点阵激光术后护理

（1）保持创面清洁：术后前 3 天应避免碰自来水 / 生水，如有痂皮现象属正常，待其自行脱落，避免抠剥，可以选择金霉素软膏和重组人表皮生长因子凝胶混合外用。

（2）加强保湿：加强皮肤的补水和镇静等日常护理，可以使用修复面膜及保湿霜。治疗期间避免使用刺激性的化妆品及各种换肤治疗。

（3）注意防晒：出门可以撑伞、戴帽子、戴墨镜等，使用 SPF 大于 30 的防晒霜（待痂皮脱落后使用）。

（4）忌烟酒，减少熬夜，保证充足睡眠。

 误区解读

1. 激光治疗会破坏皮肤

这种说法是不正确的。很多人认为激光美容会损害皮肤，皮肤会越做越薄。事实正好相反，激光的光热作用能刺激皮肤成纤维细胞，促进真皮胶原纤维再生重排。点阵激光治疗不但不会使皮肤变薄，反而会使皮肤的厚度增加，并使之更加紧致。值得注意的是，剥脱性点阵激光治疗后，短时间内角质层会受到破坏，但一般一段时间后就会修复，治疗期间要加强保湿护理。

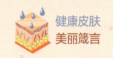
2. 做完点阵激光后不能吃酱油

这种说法是不正确的。网上有一种传闻"点阵激光后吃了酱油皮肤会变黑"，酱油中不含黑色素，不含任何光敏成分，也不会影响人体的激素合成。因此，点阵激光术后是可以吃酱油的。

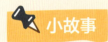 **小故事**　激光医学的"前世今生"

在 1917 年，爱因斯坦就预言受激辐射的存在和光放大的可能，继而建立了激光的基本理论。1954 年，Gordon JP 和 Townes CH 根据爱因斯坦的理论制成了受激辐射光放大器；1960 年梅曼制成了世界上第一台激光器——红宝石激光。从此，一种全新的光源诞生了。激光问世不久，就与医学结合起来。激光技术从临床诊断、治疗，到基础医学研究，被广泛应用。20 世纪 90 年代初期，激光美容术在我国的一些大城市逐步开展起来。目前，激光美容已成为当代医学美容中最具有魅力的部分。

不做"大熊猫"

小莉是个职业女性，也有个平平常常的爱好——追剧。最近小莉快乐极了，因为上线了不少好剧。每当夜深人静的时候，小莉就抱着平板电脑，躺在床上，喝着咖啡，快乐地看剧，一集接着一集，完全停不下来。天亮了，小莉一照镜子——完蛋了，两个大大的黑眼圈，就像个"大熊猫"。小莉赶紧到医院就诊，医生建议小莉先规律作息、健康用眼，如果仍然没有好转，需要考虑进行皮肤美容治疗。

 小课堂

1. 什么是黑眼圈

黑眼圈表现为眼眶周围圆形、半圆形呈青紫、青黑、棕色、灰褐色等外观，以下眼睑为主。常见原因有：日晒、遗传、药物、过敏性鼻炎、卸妆不干净、激素水平变化、熬夜、面部解剖结构变化等。

2. 黑眼圈的分类

黑眼圈共分为4类，各类形成原因有所不同。

（1）色素型黑眼圈：因遗传或各种后天因素引起的皮肤色素沉着，可分布于下眼睑，也可绕眼周一圈。手牵拉下睑皮肤，颜色不会变淡。

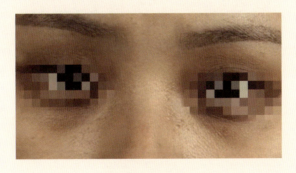

色素型黑眼圈

（2）血管型黑眼圈：这是亚洲人群中最常见的类型，以下睑内侧最为显著，眼睑皮肤较薄，皮下脂肪较少，眼周毛细血管网淤

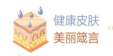

积，常呈紫罗兰色、紫红色。手拉下睑后皮肤变得更薄，会让淤积的紫罗兰色更加明显。

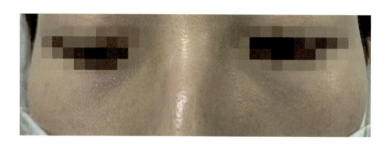

血管型黑眼圈

（3）结构型黑眼圈：随着年龄增长，泪沟凹陷，眼袋膨出，眼周轮廓凹凸不平，在光照下产生的类似黑眼圈的阴影，正面光照时消失。

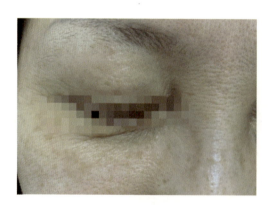

结构型黑眼圈

（4）混合型黑眼圈：以上3种的不同混合。

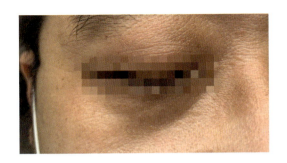

混合型黑眼圈

3. 黑眼圈应如何治疗

（1）色素型黑眼圈：可外用氢醌、壬二酸等抑制色素产生；也可以用"刷酸"等方式促进色素代谢；或使用 Q 开关激光、皮秒激光等进行针对性光电治疗。

（2）血管型黑眼圈：可选用有封闭血管作用的光电治疗，如染料激光、长脉宽 1 064 纳米激光、强脉冲光等。也可用玻尿酸、胶原蛋白、脂肪填充等补充容量的方式遮盖黑眼圈。

（3）结构型黑眼圈：抗衰的光电技术可改善皮肤紧致度，玻尿酸、胶原蛋白、脂肪填充等补充容量的方式补偿结构的缺失，而皮肤松弛合并泪沟、眼袋明显者可通过手术来改善。

 知识扩展

1. 黑眼圈有家族性吗

某些黑眼圈类型有家族性。如家族性眶周色素过度沉着症，又称眶周黑变病，可表现为上下眼睑灰褐色的色素沉着。一般起病于儿童时期，女性多于男性，可能为常染色体显性遗传。

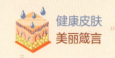
2. 氢醌乳膏治疗色素型黑眼圈的作用机理是什么

氢醌可通过抑制酪氨酸酶的活性抑制黑素合成，从而起到淡化色斑的功效，氢醌具有一定的副作用，需要在医生的指导下规范使用。

 误区解读

1. 黑眼圈等于熬夜

这是不正确的，黑眼圈不仅仅等于熬夜。熬夜会引起眼周微循环淤滞，表皮色素代谢不畅，使黑眼圈加重，所以需要健康用眼。但除了熬夜，黑眼圈的形成还有其他多种病因，比如日晒、卸妆不干净、药物、人体本身衰老导致的泪沟等都能引起黑眼圈，不全是熬夜引起的。

2. 黑眼圈只需要填充遮盖

这是不正确的，黑眼圈并不是单纯考虑填充。首先应由医生判断黑眼圈的类型，再根据黑眼圈的类型制定相应的治疗策略，比如对色素型黑眼圈、中重度的结构型黑眼圈，还是要针对病因进行治疗，单纯填充遮盖并不可取。

"梵高的颜料板"

云梅小的时候乖巧可爱，脸上一个斑点也没有，高中时埋头读书，脸部两侧颧骨处长了很多色斑，带着不自信完成了大学学业，结婚生完孩子后脸上的斑变得更大了。当看到同事小娜去做美容并成功去掉了脸上的雀斑时，云梅产生了去掉脸上色斑的想法。于是，她到医生那里就诊，被医生诊断为"黄褐斑"，并不是雀斑，无法完全祛除，只能改善。同时，云梅还有颧部褐青色斑，医生建议可以使用皮秒激光祛除。

 小课堂

1. 什么是黄褐斑

黄褐斑是面部对称性的浅黄色或深棕色的大小不一的色素沉着斑，常对称分布在面颊、颧骨、前额等部位。黄褐斑多见于中青年女性，在亚洲育龄期女性的发病率高达30%，发病与遗传、日光照射、性激素水平变化密切相关。此外，还具有易复发、难治愈的特点，号称"万斑之王"。

2. 什么是颧部褐青色痣

颧部褐青色痣，也称为获得性太田痣样斑，好发于亚洲中青年女性（东亚和东南亚），表现为脸颊两侧灰褐色、蓝褐色的鹅卵石样排列斑疹，主要集中在面部颧骨区域，部分人合并鼻孔边缘或者颞部发际线区域。由于颧部褐青色斑本身合并黄褐斑的概率在20%～25%，所以很多人将其误以为是黄褐斑。

3. 什么是雀斑

雀斑是一种常见于暴露部位的散在分布的褐色点状斑疹。3～5岁出现，女性多见。好发于暴露部位，尤其是面部和上肢。日晒可以诱导雀斑的发生、加重和复发，夏季加重冬季减轻，无自觉症

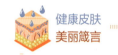
状。雀斑有遗传倾向。激素水平变化会促进黑素细胞活跃，导致雀斑加重。

 知 识 扩 展

1. 什么是老年斑

老年斑，从医学意义上包含有"日光性黑子"和"脂溢性角化病"两个疾病，表现为淡褐色至黑色的丘疹或斑疹，除手掌、脚掌外的其他部位都会长，大小不一，颜色或深或浅，初期表面光滑，随着时间推移逐渐粗糙，伴有不同程度的角化，皮损可逐渐增大，颜色可加深至深褐色，甚至黑色，可发展到高出皮面。目前的研究认为，老年斑可能与日晒、慢性炎症刺激、遗传、妊娠等有一定关系。

2. 黄褐斑该如何预防

黄褐斑的治疗比较困难，很难通过单一的治疗方法彻底解决，因此，避免诱发因素尤为重要。

避免诱发因素，调整生活方式：避免日照、烹饪热/职业热刺激，避免使用汞、铅含量超标等劣质化妆品；避免服用引起性激素水平变化的药物及光敏药物；保证睡眠充足，劳逸结合；保持良好的心态。

黄褐斑患者每天都需要防晒。建议在外用防晒霜的基础上，进行物理性的遮挡防晒，有利于黄褐斑的防治，减少复发。

容易晒黑，轻微外伤处容易留下长期不退的色素斑，面部痤疮后容易留下黑色痘印，这类人群更需要做好防晒。这部分女性人群更容易在妊娠后、心理压力刺激或者更年期发生黄褐斑。

认识不同颜色的胎记之红色胎记
——"天使之吻"

　　小云是一名大学生，本应该处在一生中最青春美好的阶段。但是小云生来便与众不同，她的右侧面部有一块红色的印记，出生即有，这与众不同的"天使之吻"也是她最苦恼的地方。其实，"天使之吻"是"鲜红斑痣"的一个趣称，也是想让每一位鲜红斑痣的患者走出阴霾，走向阳光。

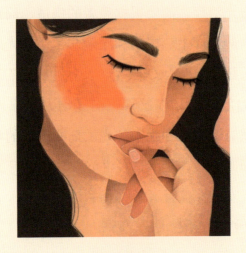

鲜红斑痣

 小课堂

1. 什么是鲜红斑痣

　　鲜红斑痣，也称葡萄酒色斑，是常见的先天性血管畸形，其特

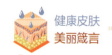
征是真皮中的毛细血管和小静脉畸形扩张，常在出生时出现，好发于头、面、颈部，也可累及四肢和躯干。表现为边缘清楚而不规则的红斑，压之褪色或不完全褪色。红斑颜色常随气温、情绪等因素而变化。随着年龄的增长，病灶颜色逐渐加深、增厚，并出现结节样增生。因这些"红色胎记"的颜色主要呈橘红、暗红或暗紫色，又被称为"天使之吻"。

2. 鲜红斑痣该如何治疗

鲜红斑痣常持续存在，如不进行治疗，随着年龄增长，皮损颜色会逐渐加深甚至可能形成结节样增生，治疗方法如下。

（1）激光治疗：许多种类的激光对鲜红斑痣有一定的治疗效果，需要定期治疗。主要是利用血红蛋白吸收波段（532~1 064纳米）的脉冲激光治疗，需要根据患者的病情、局部反应等确定激光治疗的参数，避免产生热损伤和瘢痕。常用激光的种类包括：脉冲染料激光、长脉冲 Nd:YAG 激光、长脉冲绿宝石激光等。

（2）光动力治疗：又称血管靶向光动力疗法，利用激光激发富集于畸形毛细血管内皮细胞中的光敏剂所产生的单线态氧，选择性破坏畸形毛细血管网，是继选择性光热作用治疗之后的另一靶向性强、疗效好、安全性佳且无热损伤的治疗新技术。须根据患者个体和病情制订个性化方案。

（3）手术治疗：对于非手术治疗无效的病例，可采用手术治疗来清除病灶或改善外观畸形，包括直接切除手术、局部皮瓣修复、皮片移植等。

知识扩展

1. 鲜红斑痣可以自愈吗

少数面积较小，发生在前额、鼻梁、后枕等部位的鲜红斑痣，有可能会随着年龄的增长慢慢地淡化，甚至消退。因此，患儿的鲜红斑痣出现在这些部位时，家长们可以先注意观察，不用急于治疗，部分可能会自愈；但大多数鲜红斑痣是无法自愈的，需要尽早治疗。

2. 鲜红斑痣有哪些分型

（1）粉红型：红斑表面平坦，呈浅粉红至红色，指压完全褪色。

（2）紫红型：病变区平坦，呈浅紫红至深紫红，指压褪色或不完全褪色。

（3）增厚型：病变增厚或有结节增生，指压不完全褪色或不褪色。

3. 鲜红斑痣需要手术治疗吗

"鲜红斑痣"一般以激光治疗和光动力治疗为主，对于以上治疗无效的病例可以进行手术治疗来清除病灶或者改善外观畸形。

 误区解读

鲜红斑痣不用着急治疗

这是错误的。有的家长认为，因为年龄太小，婴儿的鲜红斑痣不能着急治疗。实际上，由于鲜红斑痣是血管性疾病，通常随着年

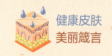

龄的增长，血管逐渐增粗，红斑皮损也会越来越明显。婴幼儿年龄小，血管较细，在红斑面积较小的情况下进行激光治疗，皮损的清除率更高，所以建议早期就医早期治疗。

认识不同颜色的胎记之黑色胎记——太田痣

小芳快 30 岁了，性格温柔、为人大方，但是她右侧面部的黑斑让她从小就很自卑。长大之后她努力学习，有了一份稳定的工作，可是脸上的黑斑仍然困扰着她，虽然每天涂很厚的粉去上班，但很难完全遮住脸上的黑印，她感到很无奈和难受。

 小课堂

1. 什么是太田痣

太田痣是一种色素性皮肤病，是一种真皮黑素细胞的错构瘤，女性多见。临床表现为最常见于眶周、颞部、鼻部、前额和颧骨，灰蓝色、青灰色、灰褐色、黑色或紫色斑片，着色不均匀，呈斑点状或网状，界限不清，结膜也可有色素沉着。

2. 太田痣是出生就有吗

太田痣的病因目前尚不明确，可能源于胚胎阶段，因此太田痣在多数患者是出生后即存在，被认为是胎记中的一种。也有部分患者是出生数年后才开始发病，只有少数患者是外伤后导致发病。

3. 太田痣该如何治疗

太田痣最佳的治疗方法是激光治疗。激光治疗是基于光热作用原理来治疗色素性皮肤问题的。对于太田痣的常用激光包括 Q 开关 1 064 纳米 Nd:YAG 激光、1 064 纳米皮秒激光、Q 开关 755 纳米翠绿宝石激光、755 纳米皮秒激光、Q 开关 694 纳米红宝石激光等。这类激光选择性强，可有针对性地破坏色素颗粒，色素清除率高，对周围组织损伤性小，因此安全性较高、不良反应少，一般不会留下瘢痕。太田痣通常需要多次激光治疗，治疗间隔时间 3 ~ 6 个月。

 知识扩展

1. 太田痣只发生在单侧面部吗

太田痣并不只发生于一侧面部，有的太田痣也会在双侧面部出现。

2. 太田痣会癌变吗

事实上，极少有太田痣发生癌变。但是，如果太田痣短期内出现面积扩大、色素加深且伴有斑形或结节状隆起或表面破溃出血，这时患者须警惕其恶变风险，应立即就医。

3. 太田痣激光术后有哪些注意事项

太田痣激光术后，建议保持治疗创面干燥清爽，避免感染，激光后形成的痂皮一般很薄，需要 7 ~ 10 天脱落。术后做好物理防晒，可减轻激光术后色素沉着。

误区解读

有些家长认为太田痣不影响孩子生长发育，没必要治疗

　　虽然对孩子的生理健康没有明显影响，但由于太田痣发生于面部，严重影响容貌，因此可能导致患者而出现自卑、孤独感、抑郁、焦虑等不良情绪，影响自信心、社交和生活质量。因此，如果孩子愿意配合，尽早治疗和心理干预是有必要的。

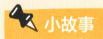 **小故事**　　太田痣命名的由来

　　在古代日本，有一位叫太田的医生。他在行医过程中，注意到一些患者面部有一种特殊的"青色胎记"。这种胎记颜色深，与周围皮肤形成鲜明对比，给患者带来了很大的困扰。太田医生对这种胎记进行了深入研究，发现它不仅影响外貌，还可能对患者的心理健康造成影响。于是，他开始致力于寻找治疗这种胎记的方法。经过多年的努力，太田医生终于找到了有效的治疗方法。为了纪念太田医生的贡献，人们将这种青色胎记命名为"太田痣"。

冲动的代价

　　一位妈妈带儿子来医院门诊，说儿子想去当兵了，医院能不能帮他把这个文身祛干净。她儿子右胳膊上文了一条"龙"，左胳膊文了一头"虎"。小伙子满是悔恨地表示：小时

候不懂事，背着爸妈就去文身了，也没想过后果，现在急迫地想祛除掉文身。医生告诉他可以通过激光治疗，但是可能要治疗多次，且颜色去掉后形状还是能看到。小伙子对年轻时的冲动后悔不已。

 小课堂

1. 什么是文身

文身就是将染料刺入人体皮肤真皮层的过程。文身的制作过程通常包括设计、文刺和上色三个步骤。文身师会根据客户的要求和喜好设计图案，然后使用专门的文身设备将文身液注入皮肤真皮层，最后通过上色使图案呈现出所需的颜色和效果。

2. 文身存在哪些风险

（1）感染：如果文身工具没有得到正确的消毒，或者文身师没有无菌操作，可能会导致细菌或病毒感染。这种感染可能会导致局部红肿、疼痛、化脓等症状，严重时甚至可能引发败血症。

（2）过敏反应：有些人可能对文身染料中的某些成分过敏，表现为皮肤红肿、瘙痒、水疱等症状。这种过敏反应可能是暂时的，也可能是持续性的。在某些情况下，过敏反应可能会导致严重的皮肤损伤，甚至过敏性休克。

（3）血液传播疾病：如果文身工具未经彻底消毒，出现交叉污染，或者文身师在操作过程中没有遵守严格的卫生程序，可能会导致血液传播疾病，如乙型肝炎、丙型肝炎和艾滋病等。这些疾病的传播风险虽然相对较低，但仍然需要引起重视。

（4）瘢痕：有些人在文身后可能会出现瘢痕增生或瘢痕疙瘩

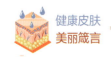
等问题。这通常与个人的皮肤类型、文身的深度、染料异常或术后感染有关。

 知 识 扩 展

文身用的材料是什么，文身安全吗

传统的文身用的染料主要由颜料和溶剂组成，其中颜料负责给皮肤上色，而溶剂则负责将颜料输送到皮肤内部。然而，为了让文身色泽更鲜亮，某些文身染料里添加超标重金属，因此可能导致有害物质，如重金属、细菌等的过度侵入，对人体健康造成潜在危害。

为了确保文身的安全性，许多国家已经开始加强对文身染料的监管。一些国家出台了严格的法规，要求文身工作室使用经过认证的染料，并定期进行卫生检查。除了染料之外，文身的卫生状况也是影响文身安全的重要因素。首先强调文身必须无菌操作，严格消毒，文身工具必须经过严格的消毒处理，避免交叉感染。其次，文身师须具备良好的无菌概念和专业技能，以确保整个文身过程的安全和卫生。文身后也应适当的护理和保养，避免感染和其他并发症的发生。

 误 区 解 读

不管什么文身，激光一定能洗得干净

这是错误的。激光为那些后悔文身的人提供了一种相对安全和有效的解决方案。激光的选择主要依据文身颜色而定，一般黑色、

蓝色文身建议选择波长 694、755、1 064 纳米的激光，绿色、紫色选择 694、755 纳米的激光，红色、橘色、黄色选择 532 纳米的激光，棕褐色、裸色、白色选择 10 600 纳米的激光。一般来讲，文身的激光需要多次治疗，治疗间隔时间 1～3 个月。

但是，不同颜色的文身的疗效有较大差异，黑色、棕色、深蓝及绿色的文身激光去除效果较好，而红色、橘色、黄色和浅蓝色则效果较差。部分文身由于使用染料复杂、文身深度过深，只能做到淡化，不能完全去除。另外也需要提醒，在 Fitzpatrick 皮肤分型 Ⅳ～Ⅵ型的文身者的治疗中要更加当心色素沉着的发生。

幸福的"线条"

怀孕 5 个月的小王看着自己日渐隆起的肚子感到非常幸福，期待着迎接新生命的到来。然而，小王高兴之余却有其他的烦恼——随着孕期的增加，小王注意到她的肚皮上逐渐出现了一条条宽窄不一、长短不等的粉红色纹路，看起来就像"西瓜纹"一样。她对此很是焦虑，于是来到当地医院皮肤科就诊。通过医生的耐心科普与解答，小王对妊娠纹有了进一步的认识，并听从医生的建议进行处理。

 小课堂

1. 什么是妊娠纹

妊娠纹其实是膨胀纹的一种类型，多见于腹部、臀部、大腿和

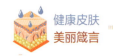

腰背部等脂肪组织分布较为密集的区域。通常认为妊娠纹的出现是妊娠期间皮肤真皮层的胶原纤维和弹力纤维受牵拉造成损伤和断裂，导致皮肤组织延展性和弹性减弱，从而出现条纹状的损害。

2. 哪些因素会引起妊娠纹的出现

（1）遗传因素：遗传因素会增加妊娠纹出现的概率，如母亲妊娠期间出现妊娠纹，则其女儿妊娠期间出现妊娠纹的概率会增加。

（2）激素水平的影响：妊娠期间，母亲体内的激素水平会发生较大变化，皮肤的弹性纤维和胶原纤维易发生损伤和断裂，腹部皮肤变薄，促进了妊娠纹的出现。分娩后，随着激素水平的恢复，粉红色的妊娠纹会逐渐消失，遗留下白色有光泽的线纹。

（3）体重增长过多：妊娠期母亲体重增长过快、胎儿过大、多胎妊娠等因素都会使得皮肤的弹性超过限度而引起损伤。

（4）孕妇年龄：低龄孕妇更容易在孕期出现妊娠纹。

3. 如何预防妊娠纹

（1）控制体重的增长：合理控制妊娠期间体重的增长速度对于妊娠纹的预防尤为重要。根据中国营养学会团体标准 T/CNSS 009—2021《中国妇女妊娠期体重监测与评价》，孕早期的体重增长值不宜超过 2 千克，针对不同 BMI 的孕妇需要控制的体重范围也有差异。保证均衡营养的膳食有助于体重的控制。

妊娠期妇女体重增长范围和妊娠中晚期每周体重增长推荐值

妊娠前体质指数分类	总增长值范围 / 千克	妊娠早期增长值范围 / 千克	妊娠中期和妊娠晚期每周体重增长值及范围/(千克·周$^{-1}$)
低体重（BMI < 18.5 千克 / 米^2）	11.0 ~ 16.0	0 ~ 2.0	0.46（0.37 ~ 0.56）
正常体重（18.5 千克 / 米^2 ≤ BMI < 24.0 千克 / 米^2）	8.0 ~ 14.0	0 ~ 2.0	0.37（0.26 ~ 0.48）
超重（24.0 千克 / 米^2 ≤ BMI < 28.0 千克 / 米^2）	7.0 ~ 11.0	0 ~ 2.0	0.30（0.22 ~ 0.37）
肥胖（BMI ≥ 28.0 千克 / 米^2）	5.0 ~ 9.0	0 ~ 2.0	0.22（0.15 ~ 0.30）

（2）适当的运动：在身体允许的情况下，妊娠期间进行一些适当的运动，如瑜伽、散步、呼吸练习等，可以帮助控制体重、延展皮肤的张力，有效预防妊娠纹的产生。

（3）皮肤护理：妊娠期间需要注意皮肤的保湿，进行适度的按摩，这些都可以一定程度上预防妊娠纹的出现。

 知识扩展

妊娠纹会自行消退吗

妊娠纹出现后是难以完全消退的，目前的医疗手段只能做到淡化，常用的方法有以下几种。

（1）外用药物：硅酮凝胶、维生素 E 霜等对妊娠纹可有一定的淡化作用。

（2）强脉冲光：对于早期红色的妊娠纹而言，强脉冲光产生

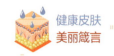

的光热作用可以帮助皮肤的胶原纤维和弹性纤维得到恢复，同时封闭血管，从而改善条纹。

（3）点阵激光：原理是高能量的激光束可以穿透至皮肤的真皮层对皮肤造成可控的创伤，从而刺激胶原纤维再生，妊娠纹随之得到改善。

（4）微针射频：射频能量作用至真皮层，使胶原纤维受热变形，继而再生、重塑，使受损组织得以改善，达到淡化妊娠纹的目的。

需要注意的是，妊娠纹无论采取哪种方法都需要多次治疗来取得更好的疗效，治疗前一定要去正规的医疗机构咨询。

误区解读

1. 等妊娠纹长出后再进行处理

这是不正确的。对于妊娠纹的处理要做到"防"大于"治"。在妊娠早期就应该做好预防妊娠纹的措施，如控制体重、经常按摩等。

2. 涂抹各类祛纹药膏以达到彻底清除妊娠纹的目的

这是不正确的。首先，妊娠纹长出后无法彻底清除。其次，虽然市面上有许多类型的祛纹产品，但是很多都未经严格的临床试验以评价疗效。长期使用成分不明的祛妊娠纹产品也会对皮肤造成损害。我们应该遵循医生的建议进行规范的治疗。

3. 为防止妊娠纹而过度控制饮食

这是不正确的。虽然体重的增长是妊娠纹出现的原因之一，但妊娠期的妇女应该适度控制饮食摄入，并保证营养均衡。这样才能有利于胎儿的正常发育，并实现预防妊娠纹的目的。

时光的痕迹

　　30 岁的王女士是一个护肤达人，年轻爱美的她平时特别注意自己的皮肤管理，经常关注并尝试最新的护肤方法。最近，她观察到自己的眼角出现了细小的鱼尾纹，在震惊时光流逝之快的同时她赶紧来到医院的皮肤科寻求帮助。通过咨询医院的皮肤科医生后，王女士开始了自己的抗衰去皱之路。

 小课堂

皱纹的出现和机体的衰老、生活习惯、环境等多种因素相关，如何科学地抗衰去皱，需要先充分认识皮肤的基本结构，皱纹类型及出现的常见原因。

1. 皮肤的基本结构

人体的皮肤分为表皮层、真皮层和皮下组织。其中，真皮层富含大量的弹性纤维、胶原纤维和水分，在它们的共同作用下，形成了皮肤细腻光滑有弹性的特点。

2. 皱纹的类型

（1）体位性皱纹：常见于颈部和关节活动处，通常是为了满足自由活动而自然形成的皱纹，是一种正常生理现象。

（2）动力性皱纹：生活中常见的鱼尾纹、抬头纹等都属于动

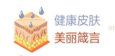
力性皱纹。一般是表情肌长期频繁收缩的结果，通常可见于眼周、鼻唇沟、额部、唇周等处。

（3）重力性皱纹：自然老化以及日晒等环境因素的多重作用导致皮肤真皮层弹性纤维和胶原纤维减少、水分流失，真皮和皮下组织弹性下降；在重力的作用下，皮肤变得松弛，在眼睑、面部、下颌和颈部等部位逐渐出现皱纹。

3. 如何预防皱纹

（1）养成良好的生活习惯：皱纹是一种皮肤衰老的表现，预防皱纹出现最基础的方法就是要改善自身不良生活习惯，如熬夜、抽烟喝酒、饮食不规律、摄入营养不均衡等。

（2）防晒：日光中的紫外线是造成皮肤衰老最重要的外在因素。长期暴露于紫外线中会加速皮肤的衰老，引起皮肤色素沉着、干燥、松弛等一系列问题。所以当我们在阳光强烈时外出要做好防晒工作，如穿戴隔离衣、帽子，使用遮阳伞或局部涂抹防晒霜。

（3）正确的护肤：在日常护肤过程中需注意皮肤的保湿，不可过度清洁，以免损伤皮肤屏障造成水分丢失。

 知识扩展

如何祛除皱纹

（1）注射除皱：通过局部注射药物去除皱纹是目前常用的方法。对于鱼尾纹、抬头纹等由于表情肌频繁收缩引起的皱纹，可以采用注射肉毒毒素的方法暂时阻断肌肉与神经的信号传递，控制表情肌的收缩，以达到平滑皱纹的目的。玻尿酸除皱是将玻尿酸以填充物的方式注入皮肤来实现去除皱纹的目的，并增强皮肤保水能力。此外，还可以注射胶原蛋白、自体脂肪等成分来使皮肤达到平整的效果。

（2）光电治疗：此类治疗方法众多。例如，高能量的激光或强脉冲光可穿透皮肤到达真皮层，造成可逆的创伤，以刺激胶原蛋白的再生和重新排列，从而改善皱纹。又如射频类的项目也可以使射频电波能量作用于皮肤的真皮层，刺激成纤维细胞分泌胶原蛋白，从而减少皱纹。此外，高强度聚焦超声释放的超声波能量可作用于皮肤深层，达到紧肤除皱的效果。

（3）手术：手术去除皱纹的方法适用于年龄较大，皮肤软组织松弛较为严重的患者。目前流行的手术方法有拉皮除皱和埋线提升等。

无论采用何种方法去除皱纹，患者均应去正规的医疗机构咨询相关科室的医生，以制订科学的个性化方案。

 误区解读

1. 只需要在夏天进行防晒

这是不正确的。事实上，无论春夏秋冬还是晴天雨天，紫外线都是无时不在的，所以防晒工作最好一年四季坚持。

2. 吃富含胶原蛋白的食物来减少皱纹的出现

这是不正确的，食物中的胶原蛋白经口摄入后会先通过消化系统分解成氨基酸，经肠道吸收后被运往身体的其他部位用来合成新

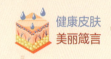
的蛋白质，单纯进食富含胶原蛋白的食物并不能定向地增加皮肤的胶原蛋白。

年龄的分水岭

朋友说："快看看我的脸，我这皮肤都松弛了，眼周细纹也出来了，法令纹也深了，脸部感觉垮下来了，没有年轻的时候那么饱满，整个人都没什么自信心了，有什么办法让皮肤衰老得慢一些吗？有什么激光类项目可以做吗？"衰老、抗衰是永恒的话题，尤其对于女性朋友来说，总是希望衰老来得慢一些，再慢一些……

 小课堂 • • • • • • • • • • • • • • •

1. 为什么我们的皮肤会老化

皮肤老化分为内源性老化（自然老化）和外源性老化（光老化），包括表皮变薄，表皮角质形成细胞功能降低，真皮中胶原纤维、弹力纤维及真皮细胞间质的减少，表现为皮肤干燥、细纹增多、皮肤弹性下降、法令纹的出现，甚至皮肤松弛下垂。遗传和日晒是皮肤老化最主要的原因，重力作用、不健康的饮食、睡眠不足、缺乏运动、压力、不恰当的护肤等都是促成因素。

2. 如何延缓皮肤衰老

衰老是不可避免的自然进程，需要正确对待，切不可急功近利。

在日常生活中，我们可以尽量做到健康饮食，保持充足的睡眠、良好的心情，保持适当的运动时间，缓解压力。护肤方面做到精简护肤，注重保湿，选择安全的护肤品；防晒在延缓衰老中非常重要，因为紫外线是促进衰老的主要原因。我们可以使用遮光类产品进行防晒，也可以涂抹防晒霜，或两者结合。防晒霜包括物理防晒霜和化学防晒霜两种；物理防晒霜主要成分有二氧化钛、氧化钛等，此类物质主要通过反射和散射紫外线起到物理屏蔽的作用，一般只停留在皮肤表面，不易被皮肤所吸收，可以减少皮肤过敏的可能。而化学防晒霜，又称紫外线吸收剂，通过吸收有害的紫外线而实现防晒，它可以被皮肤吸收，并由人体代谢而清除。

 知识扩展

强脉冲光、激光、射频、注射肉毒毒素等医疗美容项目我们应该如何选择

强脉冲光，俗称"光子嫩肤"，是一种宽光谱，可以作用到黑色素、水分、血红蛋白等成分，可以解决皮肤的多种问题，在抗衰方面主要是作用于真皮的胶原纤维和弹力纤维，可改善细纹、皮肤紧致及缩小毛孔，它可作为基础保养类项目，无创、无恢复期。

激光主要有非剥脱点阵激光、剥脱性点阵激光，在一定程度上可引起胶原重塑，从而达到面部美白、紧致、提升的作用。强脉冲光和激光类项目对肤色偏白的患者更为友好，效果更佳且不良反应少；治疗前后一个月应避免暴晒。

射频类项目能够安全地加热深层皮肤组织，刺激胶原纤维即刻

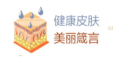
改变，从而可以紧致皮肤，减少皱纹，重塑轮廓，适用于轻度至中度的皮肤松弛下垂者，如眼周皱纹、法令纹等；射频类治疗不受肤色的影响。而 A 型肉毒毒素适用于改善中至重度的眉间纹及面部其他部位皱纹，特别是动态皱纹，但其维持时间有限。当我们出现皮肤衰老等问题的困扰时，应于正规医疗机构就诊，根据医生的诊断及权衡而制订个性化的治疗方案。

 误区解读

1. **强脉冲光或射频等医疗美容项目会让皮肤越来越薄，越来越敏感**

这是错误的。强脉冲光或者射频等治疗在面部松弛中的作用主要是针对真皮中的胶原纤维和弹力纤维，且强脉冲光还可以有效改善皮肤敏感等问题。因此强脉冲光及射频等治疗均不会让皮肤变薄，也不会让皮肤越来越敏感。

2. **某一种医疗美容项目就可以解决皮肤老化（面部松弛）的所有问题**

这是错误的。皮肤衰老是一个漫长的过程，在其发生的过程中受到多种因素的影响，皮肤老化是一个综合的表现，因此任何单一的医疗美容项目都不可能解决皮肤老化的所有问题。根据患者的需求，临床医生权衡利弊后制订适合患者的个性化治疗方案，结合多种医疗美容项目进行治疗。

体毛消失术

　　某天下午门诊，医院来了一位女孩和她妈妈，女孩正在读高中，到了爱美的年龄，正愁着腿部和手臂浓密的体毛，她的需求是脱毛。妈妈表示很理解，她说自己的体毛也是又粗又密，去医院检查医生说没有病理性的原因，她也曾为此很苦恼，但她年轻的时候并没有好的方法去除体毛。妈妈说女孩总是偷偷使用脱毛膏或者自行剃除体毛，结果体毛依然浓密。医生用激光为她进行了腿部脱毛治疗，并告诉她一个月后复诊。

 小课堂 ● ● ● ● ● ● ● ● ● ● ● ● ●

1. 为什么会出现体毛增多

　　体毛增多分为生理性、病理性和药物继发性。生理性多毛主要和遗传有关，患者血清中的雄激素量正常，一般不会影响身体健康。而多毛症为病理性体毛增多，是指有些男性在不应该生长体毛的部位长了许多又长又粗的毛发，或者指有些女性的毛发像男性那样分布，常见于一些疾病，如多囊卵巢综合征（女性）、肾上腺皮质增生症等。药物继发性体毛增多常见于长期大量服用糖皮质激素等情况。

2. 市面上的"脱毛产品"有效吗

　　市面上的脱毛产品一般有"脱毛膏"和"脱毛蜡"。"脱毛膏"一般含有硫化物，能使露在皮肤表面的毛发溶解而脱落，但对皮肤

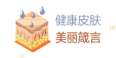
有一定的刺激性；"脱毛蜡"维持时间较长，其中含有松香、蜂蜡、硬蜡等成分，"蜡脱法"有疼痛甚至烫伤的风险。这两种脱毛产品均对毛囊没有破坏作用，因此脱毛效果是暂时的，毛发很快再生。

3. 激光脱毛安全、有效吗

毛发由露出表皮的毛干、表皮下方毛根和毛囊三部分组成。激光脱毛是基于选择性光热作用原理，激光穿透深达真皮，以毛囊和毛干中丰富的黑素为目标，选择性吸收激光后产生的热量瞬间造成毛囊局部的高温，破坏毛囊的生发层，从而达到破坏毛囊结构的目的。长脉宽激光是目前常用的一种无创性脱毛方式，使用最优参数进行脱毛时，每次约有 15% ~ 30% 毛发的毛囊被完全破坏而达到永久性脱毛。常用的设备有半导体激光、紫翠玉激光（长脉宽）、Nd:YAG 激光（长脉宽）等。因此，激光脱毛可永久性破坏毛囊，并且它是无创的，有效且安全。

 知识扩展

1. 激光脱毛后有什么注意事项，一般需要治疗几次

激光脱毛术后局部皮肤可能出现疼痛、红斑、毛囊周围水肿等反应，属于正常的治疗反应，治疗后可予以冰敷，可洗澡（水温不宜过高，术后 1 周内尽量避免使用化学性洗涤用品），不影响正常生活。部分患者脱毛后会出现局部红斑、脓疱，可自行消退，若未自行消退或皮损较多，遵医嘱可局部涂抹夫西地酸软膏或莫匹罗星软膏。毛发的生长周期分为生长期、休止期、退行期，激光脱毛只对处于生长期的毛囊产生作用，因此需要多次治疗，以覆盖不同生

长周期的毛囊，一般来说是 4～6 周治疗 1 次，6 次左右可以去除约 80% 的毛发。

2. 激光脱毛对于不同颜色和部位的毛发效果一样吗

患者的皮肤颜色和毛发颜色是影响激光脱毛效果的重要因素之一；肤色较白、毛发颜色深的患者激光脱毛效果最好，肤色较深和有白色或棕色毛发的患者激光脱毛效果差。从部位上来说，一般认为腋窝和腰带区域的效果比腿部、手臂和胸部更好；另外，腋毛比较粗黑，相对于细软的唇毛来说，治疗效果更好，且需要的治疗次数更少。

误区解读

激光脱毛后如果还有一些体毛残留我们不可以继续自行剃除

这是错误的。激光脱毛后很少能去除所有体毛，可能会残留一些细软的体毛，有些女生为了美观，会继续剃除残留的体毛，但同时也很担心体毛是否会越剃越多又或者越剃越粗；目前没有研究表明剃除体毛会使它长得更黑更粗，因此激光脱毛后仍可以剃除残留的体毛。

皮肤的"光合作用"

一年多以前，一对母子出现在了我的诊室，小明一直低着头，母亲说小明从出生时脸上就有一块"红色胎记"，家里人认

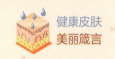

为是福气的象征，就没有处理，但胎记越来越大，越来越厚。检查发现小明左面部、颈部、耳后部可见大面积的增生性红斑。医生向他们告知这是鲜红斑痣，并共同确认了治疗方案，即光动力治疗。在进行了3次治疗后，红斑有了明显的消退。

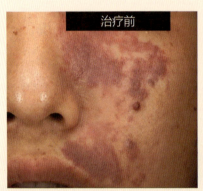
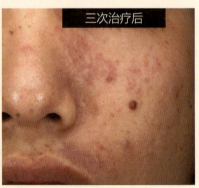

鲜红斑痣患者光动力治疗前后对比图

 小课堂

1. 什么是光动力技术

我们知道，植物的光合作用发生在特定的"生产工厂"——叶绿体，人类没有叶绿体，那么光动力大展拳脚的场所在哪里呢？那就要靠"光敏剂"来帮忙了。我们将光敏剂涂抹或注射后等待光敏剂富集在特定病灶部位，就像是孙悟空画出一个圈，圈名"反应场所"。有了反应场所，就可以利用光照的能量了。

光动力技术是以光、光敏剂和氧的相互作用为基础，利用光动力学反应进行治疗的一种新技术。光动力疗法分为系统性光动力疗法和局部光动力疗法。光动力技术是特定的光敏剂通过局部（如皮肤外用、局部敷药）给药或者系统性给药（如静脉注射）的方式进入体内，在特定的光源作用以及氧的参与下，通过产生光动力反应选择性破坏病变组织的技术。

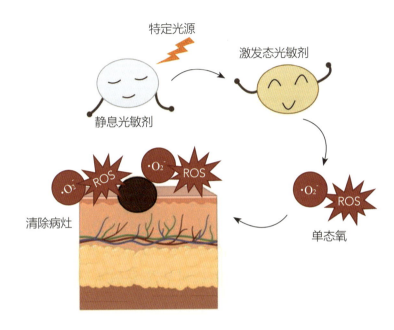

光动力技术示意图

注：ROS.活性氧；·O₂⁻.超氧阴离子。

2. 临床常用的光敏剂有哪几种，光动力治疗可以用于治疗哪些皮肤疾病

目前，常用的光敏剂包括 5-氨基酮戊酸（5-ALA）、海姆泊芬等；其中，5-ALA 光动力治疗可以用于皮肤肿瘤或者癌前病变（如基底细胞癌、日光性角化病、鲍恩病）、尖锐湿疣、痤疮、玫瑰痤疮以及化脓性汗腺炎等。海姆泊芬光动力多用于治疗鲜红斑痣。

3. 光动力治疗一般需要几次，每次治疗间隔多久

5-ALA 光动力治疗每次治疗间隔时间大约 1~2 周或等到上次

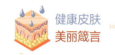
治疗创面基本愈合。具体治疗次数需要根据治疗效果由医生进行评估。

　　海姆泊芬光动力治疗鲜红斑痣需要的次数根据皮损的具体情况有所不同，两次治疗时间间隔建议为 2 ～ 3 个月。

 知识扩展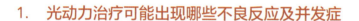

1. 光动力治疗可能出现哪些不良反应及并发症

　　（1）光敏反应：表现为不同程度的红斑、水肿和相应部位出现水疱，并伴有疼痛和灼烧感。

　　（2）炎症反应：结束光照后，治疗部位可产生风团红斑反应；随后的 24 ～ 48 小时，局部光毒性可能会导致水肿、硬斑、荨麻疹、紫癜、水疱和脓疱等，以及渗出和结痂。

　　（3）疼痛：患者多描述为"温热感""灼痛感"，以及不同程度的"针刺感"。

　　（4）光敏剂致敏：常见于接受过 5 次以上局部应用 5-ALA 进行光动力治疗的患者中。

2. 光动力治疗后有哪些注意事项

　　（1）观察不良反应：光动力治疗后，部分患者可出现轻微的不良反应，如红肿、疼痛等，可使用冰袋冰敷进行缓解。如果出现明显的不适或其他异常情况，应及时向医生报告，以便获得进一步的评估和处理。

　　（2）治疗部位 48 小时内不能碰水，保持患处的清洁，预防感染。

　　（3）注意避光：光动力治疗后，光敏剂可能仍然存在于体内，医生会告知患者具体的避光期限。其间如需进行户外活动，应避免阳光直射，同时采取物理防晒措施（穿着长袖衣物、戴帽子、使用遮阳伞等），使用高防晒系数的防晒霜，以保护皮肤免受紫外线的刺激。

（4）保证充足的睡眠，多吃新鲜蔬果、含优质蛋白的食物，避免辣椒等刺激性食物、烟酒刺激等。

 误区解读

1. 光动力治疗后是完全不能见光的

这是不正确的。海姆泊芬光动力治疗后需要进行两周的避光，5-ALA 光动力治疗后也需要注意治疗局部的避光。但并不是完全不能见光，主要是避室外光线。需要注意避免太阳直射、浴霸灯、取暖灯、牙科诊所强光灯等即可，而常规家用日光灯不受影响，如果在阴天或下雨天外出也需要做好防护措施。

2. 海姆泊芬光动力治疗对小孩大脑及生长发育有影响

这是不正确的。作为光敏剂静脉注射的海姆泊芬一般经肝肾进行代谢，随着药物的代谢，在体内不会有残留，因此不会影响小孩的生长发育以及大脑功能。

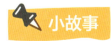 **都是芹菜惹的祸**

1986 年在某家食品商店里，127 个工人中有 30 个人手臂上出现了皮疹。其中，农产品部的 8 名工人全都出现了症状，人们怀疑

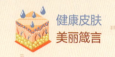

是芹菜惹的祸。在检测分析后发现，这个商店卖的芹菜品种中含有很高浓度的光敏物质。这种因为接触蔬菜而导致的皮肤症状被称为"植物日光性皮炎"。

医美界的"三好学生"

李女士，一位年近40的职场女性，长期面对电脑和应对高压的工作环境，使她的肌肤出现了明显的疲惫与老化迹象。特别是在参加一个重要会议后，她被一张会议照片中的自己吓到了：面部肌肤松弛、色斑显著。这成了她寻求医美帮助的契机。在朋友的推荐下，她选择了光子嫩肤治疗，希望能够改善肌肤状况，恢复年轻态。

 小课堂

1. 光子嫩肤知多少

光子嫩肤技术，亦称强脉冲光治疗（IPL），采用特定波长的高能光脉冲，精确地作用于皮肤的不同层次。

通过多波长光谱，可选用不同滤镜进行针对性治疗。

光能被皮肤色素和血管吸收，转化为热能，破坏异常色素细胞和血管，同时刺激胶原蛋白和弹力纤维的新生。

2. 光子嫩肤有哪些功效

改善皮肤色泽，减少各类色斑，如雀斑和老年斑。

治疗毛细血管扩张，减轻红血丝。

减少皱纹和细纹，增强皮肤紧致度和光滑度。

缩小毛孔尺寸，并调整皮脂分泌，帮助治疗和预防痤疮。

光子嫩肤

3. 哪些人适合做光子嫩肤

光子嫩肤适用于希望改善皮肤老化、色素沉着、痤疮瘢痕、毛孔粗大和皮肤纹理不佳的人群。特别适用于需要全面改善肤色均匀度和提升皮肤整体光泽的情况。

4. 哪些人不适合做光子嫩肤

（1）孕妇或哺乳期妇女应避免使用光子嫩肤。

（2）皮肤癌患者或有其他严重皮肤疾病的人群不宜进行治疗。

（3）光敏感性疾病患者，如系统性红斑狼疮等，应避免此类治疗。

（4）未治愈的皮肤感染区域也应避免使用此治疗。

5. 做完光子嫩肤要注意些什么

治疗后 48 小时内避免热水洗浴、桑拿或剧烈运动。

术后要注意补水保湿，一周内面膜可以一天敷一次，后面逐渐减少。

避免使用含酒精或果酸的刺激性护肤产品。

要注意严格防晒，特别是物理防晒，可准备遮阳帽、伞、墨镜和口罩；防止直接日晒导致色素沉着。

若出现不适，应及时联系医生获取进一步的指导和护理建议。

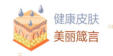
 知识扩展

1. 光子嫩肤可能会产生哪些不良反应

常见的副作用包括暂时性的红肿和发痒。

极少数情况下可能出现色素沉着或色素脱失。

不当操作可能引起轻微烧伤。

对光敏感的个体可能会有更明显的副作用，需在治疗前进行皮肤测试。

2. 光子嫩肤多久做一次，需不需要长期做

光子嫩肤的治疗周期因人而异，一般建议 3～4 周 1 次，4～5 次为 1 个疗程，后续 3～6 个月 1 次，维持效果。对于一些肌肤问题较为严重的人，可能需要长期进行多次治疗，以达到理想的效果。

 误区解读

经常做光子嫩肤皮肤会变薄

不会。光子嫩肤通过刺激胶原蛋白的重新生成，有助于皮肤变得更加紧致和弹性。只要选择合适的治疗方案，并遵循专业医生的指导，光子嫩肤不但不会使皮肤变薄，反而可以增强皮肤的厚度和健康度。

📌 **小故事**　　光子嫩肤的"前世今生"

1990 年，艾克斯（Eckhouse）博士发明了划时代的"脉冲光"治疗系统，但其操作复杂，且常有灼伤瘢痕的副作用，无法获得大多数人的青睐。经过不断研究开发，1997 年，美国 FDA 批准将脉冲光用于永久除毛。在脱毛的过程中比特医生（Bitter）发现，当面部须发脱除后，皮肤明显地变得年轻起来。1998 年，发表在《皮肤外科》杂志上的一篇研究首次系统、完整地提出了强脉冲光嫩肤的理论，证明了此项技术的有效性。随着技术的不断发展，1998 年某公司发明了一种利用脉冲强光来治疗皮肤光老化的方法，作为一项新型美容服务，风靡全球。2000 年，中国引进脉冲光系统，译成"光子嫩肤"。

从祛斑到嫩肤：一文了解皮秒激光

小李长期被脸部明显的色斑所困扰，使用了多种美白产品也不能完全消除。她来到医院皮肤科就诊，医生仔细检查了小李面部的色斑，考虑色斑类型包括雀斑和日光性黑子，建议她采用皮秒激光治疗，并嘱咐她注意日常防晒。术后小李的脸部治疗区轻微红肿，第 3 天就基本消退。一周后，治疗区域的浅表痂皮脱落，小李发现顽固的色斑明显变淡，皮肤也透亮了许多。小李开心地说："同事们都赞叹我的皮肤怎么变得这么干净！"

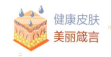

 小课堂 . . . .

1. 什么是皮秒激光

皮秒激光是一种超短脉冲激光技术，其脉冲宽度以皮秒计算（1皮秒等于 10^{-12} 秒）。与Q开光纳秒激光相比，皮秒激光的脉宽更短，峰值功率更高，它能在更短时间内释放更高能量，使色素颗粒破碎。同时能减少对周围皮肤的热损伤，降低了不良反应的产生。

2. 皮秒激光能解决哪些皮肤问题

（1）文身：皮秒激光是目前文身治疗的首选方案。

（2）色素增加性皮肤病：雀斑、日光性黑子、咖啡斑、太田痣、颧部褐青色痣、脂溢性角化等。皮秒激光也可以作为黄褐斑治疗的辅助手段。

（3）皮肤年轻化：点阵皮秒激光可以促进真皮胶原纤维和弹性纤维的产生，改善细纹、毛孔粗大等。

（4）瘢痕：对于痤疮萎缩性瘢痕，也可以采用点阵皮秒激光。

 知识扩展 ////

皮秒激光治疗后的注意事项

皮肤可能会出现暂时的红肿或轻微脱皮，这些都是正常的恢复过程。皮秒治疗后，需要严格防晒，以此避免色沉发生。还需加强皮肤屏障修复，可以在医生指导下，选择修复类功效产品。

误区解读

1. 皮秒激光一次治疗就能完全祛斑

这是错误的。很多人以为做一次皮秒激光就能彻底清除色斑，这个观点是不正确的。对于不同类型的色斑，皮秒治疗的次数不尽相同。雀斑需要一般 1 ~ 2 次治疗，太田痣、咖啡斑需要 5 ~ 6 次，甚至更多治疗次数。

2. 皮秒能解决所有色素问题

这是错误的。虽然皮秒可用于多种类型的色斑、文身治疗。对于一些难治性色素增生性皮肤病，如难治性咖啡斑，彩色文身等，皮秒激光也不能完全清除。对于黄褐斑，光电治疗更需谨慎，不推荐光电治疗作为长期维持手段，单一、反复光电治疗，易导致黄褐斑出现色素沉着、色素减退以及复发风险。因此，皮秒激光并不是祛斑万能神器，需要在医生指导下，选择合适的适应证、治疗时机和治疗参数。

化学换肤术

小芳是一名爱美的女孩，可自青春期以来便反复饱受"青春痘"的困扰。她曾经尝试一些朋友推荐的方法，可惜效果都不是很好。如今数年过去了，小芳脸上仍然有痘，还出现了一些痘坑和黑色的痘印，最终她选择到医院就诊。医生给她诊断为痤疮、瘢痕和炎症后色素沉着，并在评估小芳的严重程度

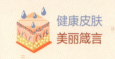

后，向她推荐了化学换肤术。经过 3 次治疗后，小芳有了明显好转。

 小课堂

1. 化学换肤术的定义

化学换肤术，又称化学剥脱术，即俗称的"刷酸"，是通过在皮肤表面使用化学剥脱剂（如水杨酸、果酸等），造成皮肤不同层次的可控的损伤，从而诱导皮肤进行修复以及重建，是一种安全、有效、易于开展的皮肤病治疗和皮肤美容的手段，目前已经广泛应用于皮肤病治疗和皮肤美容。

2. 化学换肤术的适应证与禁忌证

化学换肤术的适应证：痤疮、瘢痕、色素增加性皮肤病（黄褐斑、炎症后色素沉着、黑棘皮病等）、光老化、脂溢性皮炎、毛周角化病、玫瑰痤疮等。

化学换肤术的禁忌证：①对化学剥脱剂或其成分过敏；②妊娠期；③治疗部位处于急性炎症期、活动性感染、肿瘤风险；④术后不能遵医嘱进行皮肤护理及防晒；⑤严重的皮肤屏障受损。

3. 化学换肤术的药物及分类

（1）果酸、水杨酸、三氯醋酸、复合酸等。

（2）极浅表剥脱、浅表剥脱、中层剥脱和深层剥脱。剥脱深度是决定化学换肤术有效性和安全性的最主要因素，与剥脱剂的性质、用量和施用时间等有关。

4. 术后护理注意事项

为了减轻术后的皮肤刺痛和烧灼感不适，应立即采取冷敷措施，并使用保湿产品进行护理。浅中层剥脱术后，建议清水清洁面部，并涂抹保湿霜，避免对皮肤进行搓揉或抓挠。在治疗后的1~3天内，皮肤可能会出现发红、刺痛或瘙痒等症状，这些可以通过持续冷敷或冷喷来缓解。在术后的3~7天，皮肤可能会形成结痂，结痂会自然脱落。如果出现持续的红斑、肿胀、渗液等异常症状，应立即寻医复诊。同时要注意严格采取防晒措施。

 知识扩展

化学换肤术后常见不良反应及其防治

包括皮肤敏感、红斑、脱屑和结痂、感染、色素异常及瘢痕。

（1）皮肤敏感：术后皮肤屏障暂时受损，可能出现刺痛、烧灼或瘙痒。极浅表和浅表剥脱术后的症状通常1~3天内缓解，中重度剥脱的症状更强更持久。冷敷和保湿能缓解症状，避免日晒和使用刺激性成分。

（2）红斑：术后红斑一般持续1~4天，中层剥脱可持续2~4周，深层剥脱则可能持续1~3个月。持续性红斑可能预示炎症后色素异常或瘢痕风险，需要及时复诊。

（3）脱屑和结痂：术后皮肤屏障功能下降可能出现脱屑，加强保湿可缓解。结痂时勿强行撕揭痂壳，以免增加色素异常和瘢痕风险。

（4）感染：浅表化学剥脱极少导致感染，但中层剥脱术后的感染风险较高，包括单纯疱疹病毒和金黄色葡萄球菌等感染。

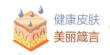

（5）色素异常：色素异常包括炎症后色素沉着、色素减退和色素脱失。预防措施包括术前术后保湿、防晒，以及使用淡化色素的护肤品。

（6）瘢痕：浅中层剥脱术后发生瘢痕的风险低，但这是最严重的并发症之一。术前需专业评估，术中控制剥脱剂的使用，术后避免护理不当导致延迟愈合，出现瘢痕后需早期干预。

（7）其他不良反应：少见的不良反应包括延迟愈合、痤疮加重、毛细血管扩张等。术前评估皮肤状态，术中正确判断反应，术后正确护理可预防不良反应。

了解这些不良反应及其防治措施，有助于患者更好地应对术后情况，获得更好的治疗效果。

 误区解读

1. 自己在家也能进行化学换肤术相关操作

不建议在家进行化学换肤术相关操作。这一过程需要专业医生操作，因为化学换肤术本质上是通过在皮肤表面施用化学剥脱剂造成皮肤不同层次的可控损伤，从而诱导皮肤进行修复和重建，这一过程对皮肤有刺激性。不当的操作可能会导致皮肤出现灼烧感、疼痛、红肿、脱皮等不适症状。

2. 化学换肤术会让我的皮肤越来越薄

不正确。规范的化学换肤术不会让皮肤变薄，它能让角质层排列紧密进而促进皮肤表皮层变厚，它还能诱导真皮胶原蛋白重塑，诱导透明质酸的沉积，使换肤后的皮肤屏障更稳定。当然，不正确、不规范的化学换肤术有诸多不良反应，包括皮肤屏障受损、感染、色素异常等。

变年轻的"法宝"

大学毕业 20 年的同学聚会，由班花阿玲担任主持，再次惊艳了大家。时隔多年，阿玲依然是身材袅袅，头发乌黑，就连眼角也看不到一点皱纹，岁月在她身上只留下了成熟女人的风姿绰约，没有留下一丝历经风霜的痕迹。这让全班同学，尤其是女同学们羡慕不已，很多人向她请教青春永驻的秘密，阿玲只是笑笑，并不作答。等到聚会结束后，阿玲才悄悄地向一位闺蜜吐露"天机"，她做了"肉毒毒素注射"去皱。

 小课堂 ••••••••••••••••••••••

1. 什么是肉毒毒素

肉毒杆菌属革兰氏阳性杆菌，属于厌氧菌，所有类型的肉毒杆菌都能产生外毒素，即肉毒毒素。1895 年，比利时细菌学家埃尔门格姆（Ermengem）在一次食物中毒事件中首先发现肉毒毒素。肉毒杆菌可产生 8 种抗原型不同的外毒素（A、B、C1、C2、D、E、F、G），其中以 A 型肉毒毒素（BTX-A）的毒力最强，稳定性最好，易于制备，也是目前用于临床的肉毒毒素。

2. 肉毒毒素去皱纹的原理是什么

A 型肉毒毒素（BTX-A）一旦进入神经元胞质中，选择性裂解

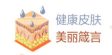
SNAP-25（突触相关蛋白），阻止乙酰胆碱释放，阻止肌肉收缩，使肌肉麻痹。以上过程也称化学去神经作用。A 型肉毒毒素进行治疗时，一般在注射 A 型肉毒毒素后 48～72 小时，目标横纹肌出现无力松弛，作用高峰通常在注射后 7～14 天，其程度与剂量成正比。目标肌肉松弛后，局部表情导致的皱纹可以显著改善。

3. 肉毒毒素注射该怎么做

注射在引起皱纹的表情肌肉处，阻止皱纹的形成。具体流程是注射治疗前患者清洁面部，取半坐位，对疼痛敏感的患者可外用局部麻醉药。医生消毒面部后对注射点进行设计。注射之后轻轻压迫，不要按摩。注射后不要做肌肉活动，静坐 3～4 小时。

 知识扩展

肉毒毒素多久打一次

在乙酰胆碱酶的作用下，从接触 A 型肉毒毒素后 2 天开始，运动神经轴突的末端旁生、芽出、分支，形成洋葱头样膨大，最后形成神经肌肉连接新的终板。通过 3 个月或更长的时间可以形成新的神经肌肉接头，使注射的肉毒毒素失效。因此，为维持临床效果，需要每 3～6 个月重复注射 1 次 A 型肉毒毒素。

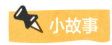 **肉毒毒素的"前世今生"**

在 19 世纪 20 年代，德国一名叫尤斯蒂努斯·克纳（Justinus Kerner）的医生发现，食用变质的香肠后，患者可出现呼吸麻痹瘫

痪类疾病，其通过化学方法提取出一种称为"肉毒毒素"的化学物质。后比利时的细菌学家在 1895 年发现肉毒杆菌可产生肉毒毒素，使人们对其有了进一步的认识和了解。20 世纪开始，肉毒毒素已经可以被提炼出来，用于医学美容等行业。

玻尿酸注射到底安不安全

小芳最近发现自己的法令纹越来越深，让她看起来总是很疲惫。她来到医院就诊，医生建议用透明质酸填充注射。医生精准地在她的法令纹、苹果肌等部位进行多点注射。术后小芳立即看到自己法令纹变浅，只有轻微红肿，2 天后就完全消退。三个月后回访时，小芳笑着说："朋友们都说我看起来年轻又有精神，但没人看出我打了针。"

 小课堂

1. 什么是玻尿酸

玻尿酸，学名透明质酸（HA），分子式是（$C_{14}H_{21}NO_{11}$）$_n$，是葡糖醛酸及 N- 乙酰氨基葡糖组成的双糖单位糖胺聚糖。透明质酸是皮肤的基质成分之一，是一种酸性糖胺聚糖。

2. 玻尿酸注射在医学美容领域的临床应用有哪些

玻尿酸可供真皮及皮下软组织填充使用，可用于鼻唇沟、下颌后缩、中面部凹陷等面部皱纹或容量不足的治疗，也可用于唇部不对称、容量不足的改善，还可用于手背皮肤质量或容量不足的改善等。

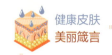

3. 玻尿酸注射怎么做

医生会根据求美者的需求设计注射点位，结合局部结构的特点，避开重要血管及神经等结构，将玻尿酸类物质注射于真皮以及皮下软组织，以达到补充局部组织容积，减轻皱纹、重塑面部轮廓、改善肤质的目的。

4. 玻尿酸注射安全吗

玻尿酸本身就是人体真皮的自然成分之一，规范使用较为安全，不良反应风险相对较低。透明质酸注射主要存在的问题是注射反应，如注射处疼痛、瘀斑、轻度肿胀。皮肤过敏反应发生率在0.02%～0.42%，包括速发性和迟发性皮肤变态反应。血管栓塞或受压所致的血液循环障碍是透明质酸注射的严重不良反应。对于这种严重的不良反应可通过注射透明质酸酶、局部温敷、外用2%硝酸甘油等措施加以处理。

 知识扩展

注射使用的玻尿酸都来自哪里

（1）动物组织提取法：1880年，法国化学家波尔特（Portes）发现了玻尿酸。1934年，美国哥伦比亚大学的卡尔·迈耶（Karl Meyer）团队从牛眼玻璃体中分离出玻尿酸并分析其结构。20世纪40年代，美国哥伦比亚大学的另一位学者安德烈·鲍拉日（Endre Balazs）在卡尔·迈耶的基础上，发现了从公鸡鸡冠中提取玻尿酸的方法。后来也陆续出现了以脐带的华通胶、羊水等为原料的玻尿酸提取工艺，但是以上工艺的原料来源局限性较大，产品提取率较低，且安全性不可控，生产成本高，不适合进行大规模生产。

（2）微生物发酵法：以葡萄糖作为碳源发酵液，在培养基中发酵后，过滤除去菌丝体和杂质，然后用醇沉淀法等简单操作，即得到高纯度的产物。这种工艺的优点就是不受原材料资源限制、产量高、能按商品设计来设定分子量大小进行大规模工业化生产。

（3）人工合成法：是用天然酶聚合法合成透明质酸氧氮平衍生物。首先用多糖聚合物合成透明质酸氧氮平衍生物，然后加水分解。将酶从反应液中取出，在90摄氏度下合成透明质酸。这种合成方法可以大大降低玻尿酸的制造成本，但这种工艺生产出来的玻尿酸结构不纯，所以不能用于医药和护肤品。

美丽肌肤的"守护神"——胶原蛋白

自学生时代起，小美便因天生丽质受到不少人的称赞。然而岁月不饶人，人到中年的小美眼周鱼尾纹悄然出现，法令纹日益加深，身体皮肤也日渐松弛。一天，小美偶遇中学同学莉莉，眼前这位光彩照人的女子，竟是她记忆中那个不太起眼的莉莉。小美很是惊讶，感叹岁月对莉莉好像比较优待。交谈中，莉莉分享了自己的美容心得。她指出内调外养很重要。她说，想要肌肤弹润有光泽，日常就不能在护肤上偷懒，其实自20岁之后肌肤的"守护神"——胶原蛋白就会日益流失了。小美听后深受启发，决心向莉莉学习，争取让自己在岁月的流逝中也能留住青春活力。

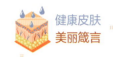

 小课堂

1. 什么是胶原蛋白

胶原蛋白是一种纤维性蛋白质，是动物结缔组织的主要成分之一，也是体内含量最多、分布最广的功能性蛋白。胶原蛋白广泛存在于皮肤、骨骼、关节、头发中，能够起到支撑、修复、抗衰老的作用。胶原蛋白可使皮肤保持弹性，而胶原蛋白的流失可使皮肤出现皱纹。

2. 胶原蛋白的功效与作用是什么

胶原蛋白是一种白色、不透明的纤维性蛋白质，是人体必需的营养成分。它具有多种功效，如补充皮肤营养，使肌肤看起来更滋润和紧致，防止皱纹和松弛等问题。同时，胶原蛋白对于促进骨骼和肌肉的生长发育也起到关键作用，是保持骨骼强健和头发健康的重要成分。

3. 哪些食物富含胶原蛋白

（1）动物的皮与蹄：如猪蹄、猪皮、牛蹄筋、鸡皮、鱼皮等。

（2）动物的软骨：如鸡爪、鸡翅、牛蹄等，也含有丰富的胶原蛋白。

（3）海产品：如鲍鱼、鱿鱼、生蚝，以及无颈椎的海产品（如章鱼、海蜇等）。此外，鱼皮、鱼鳔、虾皮等组织也含有胶原蛋白。

（4）其他：如木耳、银耳、豆类、麒麟菜、鱼子等。

4. 如何提高皮肤中胶原蛋白含量

为了保持皮肤的健康和年轻态，建议在日常生活中注意防晒、均衡饮食、保持良好的作息，并适当补充富含胶原蛋白的食物或使用含有胶原蛋白的护肤品，尝试借助一些专业的医美治疗手段补充皮肤内的胶原蛋白也是一个选择；同时，定期进行皮肤的护理和保养也是非常重要的。

 知识扩展

1. 哪些因素会加重皮肤中胶原蛋白的流失

皮肤中胶原蛋白流失的时间因人而异，但通常在 25 岁左右开始逐渐流失。随着年龄的增长，身体内的胶原蛋白会逐渐减少，导致皮肤出现松弛、皱纹等衰老迹象。此外，不良的生活习惯、紫外线照射、环境污染与电磁辐射、某些疾病与药物、营养不良等因素也会加速胶原蛋白的流失。

2. 胶原蛋白和弹力蛋白有什么区别

在探索人体肌肤的奥秘时，胶原蛋白和弹力蛋白是两个至关重要的角色。虽然它们都对维持皮肤的健康和弹性起关键作用，但却有着诸多不同之处。首先，分子结构与组成不同。胶原蛋白是由三条多肽链相互缠绕形成独特的三螺旋结构；弹力蛋白则是由多个弹性纤维组成，呈网状分布。其次，分布位置与功能不同。胶原蛋白广泛存在于皮肤中，主要位于真皮深层；弹力蛋白在皮肤中的含量相对较少，分布在真皮浅层。此外，性质与特点不同。胶原蛋白具有较高的抗张强度，但伸展性相对较差；弹力蛋白则能够像弹簧一样拉伸和收缩，而抗张强度相对较弱。

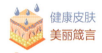
 误区解读

1. 只要食用富含胶原蛋白的食物，便能为皮肤直接补充胶原蛋白

这是不正确的。食物中的胶原蛋白分子较大，人体对其的吸收有限。吃下去的胶原蛋白并不能直接转化为人体自身的胶原蛋白。胶原蛋白的吸收和利用还需要经过人体的消化和代谢过程。因此，食物中的胶原蛋白并不能直接转化为皮肤中的胶原蛋白。此外，对于特定人群（如过敏体质者）或存在特定健康问题的人，某些富含胶原蛋白的食物可能并不适合食用。

2. 胶原蛋白为美肤"万能药"，可以解决所有皮肤问题

这是不正确的。胶原蛋白在皮肤健康中确实扮演着重要的角色，但它并不能解决所有的皮肤问题。皮肤吸收胶原蛋白是有一个饱和度的，超过这个饱和度，多余的胶原蛋白不仅不会被吸收，还可能造成浪费，甚至引起一些不良反应。每个人的皮肤状况和需求都是不同的，因此需要根据个人情况来选择适合的护肤方法和产品。

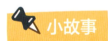 小故事　**胶原蛋白的"前世今生"**

胶原蛋白（collagen）一词源自希腊语"kolla"，意为"胶水"，加上"gen"，意为"生成"，合起来意为"生成胶水的物质"。这种命名反映了胶原蛋白在生物体中如同胶水一般的功能：将细胞和组织紧密连接在一起。皮肤中的胶原蛋白犹如床垫中的精致弹簧，一圈紧绕一圈，稳固而有力地支撑着皮肤结构，从而维持着皮肤表面的光滑与平整，展现肌肤的青春活力。

探索医美再生材料的奇妙世界

　　王女士，45 岁职场人，因皮肤细纹、松弛问题尝试多种护肤产品，但效果均不理想，了解到医美再生材料能改善皮肤问题，经过专业咨询和评估，选择聚左旋乳酸改善肤质、法令纹与泪沟等，经专业医生治疗，即刻看到法令纹和泪沟的改善，数月后皮肤质地变得紧致有弹性。此案例呈现了医美再生材料在美容和皮肤修复方面的潜力。

 小课堂

1. 什么是医美注射类再生材料

　　医美注射类再生材料是一类特殊的医疗美容产品，主要用于注射到人体真皮层和 / 或皮下组织，能够即刻填充皮肤凹陷，也能激发皮肤的自我修复和再生能力，从而达到重塑紧致、美容抗衰的效果。这些材料通常以生物医用高分子材料为主要成分，并以微球的形式存在。常见的医美注射类再生材料包括聚左旋乳酸（PLLA）、聚己内酯（PCL）、聚甲基丙烯酸甲酯（PMMA）、胶原蛋白等。

2. 医美注射类再生材料的工作原理

　　以 PLLA 为例，PLLA 通过注射进入皮肤的特定层次。随着时间的推移，这些材料在体内经过酶分解逐渐进行降解，降解产物——左旋乳酸对表皮的新陈代谢具有促进作用，并调节微环境，刺激人体免疫反应，激活皮肤成纤维细胞。成纤维细胞被激活后产

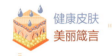

生胶原蛋白，增加皮肤的致密度和弹性，从而达到抗衰老的作用。

3. 医美注射类再生材料的特点

（1）生物相容性：与人体组织相容，不引起排斥反应。

（2）生物可降解性：在体内可降解转化为二氧化碳和水，并被代谢。

（3）安全性：须经过严格的临床测试证明安全性和有效性。

（4）持久性：与传统填充剂相比，注射类再生材料通过促进皮肤自身的胶原蛋白再生产生作用，效果更为持久。

4. 可能的风险

注射类再生材料虽然深受人们的青睐，但和所有医疗手段一样，它们也存在一定的风险和潜在并发症。主要包括：过敏反应、感染、结节和肿块、血管栓塞，以及长期效果不确定。

 知识扩展

医美再生材料的应用

医美再生材料的研究和应用正在不断扩展，除了面部美容，还广泛应用于其他领域。

（1）个性化医美治疗：医美注射类再生材料可以与人工智能、大数据等前沿技术相结合，通过智能分析患者的皮肤状态、健康数据等信息，并利用基因编辑、3D打印等先进技术生产医美注射类再生材料，为患者提供更加个性化、精准化的医美治疗方案。

（2）皮肤、组织等工程：利用再生材料培育人工皮肤，甚至应用于更复杂的组织再生和器官修复领域，如再生牙齿、软骨等。

（3）药物递送系统：将再生材料作为载体，通过精确地针对特定细胞或组织，控制药物释放，提高疗效，减少副作用。

（4）再生医学：与干细胞技术结合，通过注射具有抗衰老作用的再生材料，如生长因子、干细胞等，促进更广泛的组织修复和再生，可以实现全身性的抗衰老效果，提升整体健康水平。

误区解读

1. 医美再生材料对人体有害

这是不正确的。医美再生材料在上市前都经过了严格的测试和审批，以确保它们的安全性。这些材料通常具有良好的生物相容性，大部分不会引起严重排斥反应。

2. 医美再生材料没有副作用

这是不正确的。任何医疗手段都存在风险，使用不当可能导致过敏、感染、血管栓塞等问题。

为了避免这些风险，患者应该在治疗前与专业医生进行充分的沟通。

一文详解"水光针"

小梅平时很注重皮肤护理，但近期她发现随着年龄增长，尤其秋冬季节后她的皮肤在洁面后不久经常出现一些细碎的干燥皮屑，并且眼周和面颊出现一些细微的干纹。起初，小梅使

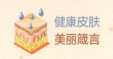

用了一些补水面膜，并且配合了一些保湿力更强的面霜。但使用一段时间后，皮肤干燥问题仍会反复困扰她，眼周和面颊部位的小细纹并没有得到有效的好转。最终，小梅求助了专业的皮肤科医生，听从医生的建议，在几次水光针的治疗后，之前出现的皮肤问题显著好转。

 小课堂

1. 什么是水光针

水光注射，译自英文"water shine injection"，形容注射以后"水润光泽"的皮肤状态，水光针是一种美容注射疗法，也被称为微针美容或美塑疗法。它利用微小的针头将透明质酸等有效成分注入皮肤的真皮层，以达到改善皮肤质地和外观的目的。

2. 水光针有什么作用

水光针的主要成分是透明质酸，它具有保湿、抗炎及促进组织修复和再生等作用。通过注射透明质酸，可以增加皮肤的水分含量，改善皮肤干燥、粗糙等问题，同时还可以促进胶原蛋白的生成，提高皮肤弹性和紧致度。

除透明质酸外，水光针还可以添加其他营养成分，如维生素C、氨基酸、多肽等，以增强其功效。这些成分可以促进皮肤的新陈代谢，减少色素沉着和色斑，提亮肤色，使肌肤更加健康、年轻。

3. 水光针有什么优缺点

水光针的优点在于其能够精准地将药物注射到真皮浅层，避免了传统护肤品中有效成分难以渗透的问题。同时，水光针的治疗过程相对简单、快速，不需要恢复期，适合生活节奏忙碌的人。

然而，水光针也存在一些潜在的风险和副作用。如果操作不当或注射剂量过大，可能会导致皮肤产生过度肿胀、瘀伤、感染等问题。因此，在接受水光针治疗前，应该与专业医生进行充分的沟通和咨询。

4. 注射水光针后恢复期需要多久

水光针恢复期相对较短，通常情况下，水光针治疗后一般一周内皮肤修复。在治疗后即刻及数小时内，可能会出现轻微的红肿和疼痛，通常会在 24 小时内消退。在治疗后的数天内，皮肤可能会出现轻微的紫红色瘀斑，但这些症状也会逐渐消失。

 知识扩展

1. 哪些人群适合进行水光针治疗

（1）皮肤干燥、粗糙、缺乏弹性的人群。

（2）皮肤有细纹、皱纹、松弛等问题的人群。

（3）肤色不均、暗沉的人群。

需要注意的是，水光针虽然适用于上述人群，但并不适用于所有人。在接受水光针治疗前，应该与专业医生进行充分的沟通和咨询。

2. 是否所有的皱纹水光针治疗都有效

对于一些浅表性的皱纹，水光针可以通过增加皮肤的水分含量和一定限度促进胶原蛋白的生成等方式，达到改善的效果。这些浅表性的皱纹通常比较细小、浅显，对皮肤的影响也相对较小。

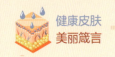
然而，对于层次更深、较为明显的皱纹，如法令纹、颈纹等，水光针的治疗效果可能会受到一定的限制。这些较深的皱纹通常与年龄、遗传、皮肤老化、组织松弛等因素有关，需要通过更加综合的治疗方法才能达到较好的效果。

 误区解读

水光针只需要注射一次就能达到理想的疗效

这是错误的。水光针治疗通常需要多次进行，每次治疗间隔时间一般为 4 周。治疗前一般需要提前 20 ~ 40 分钟外敷麻药。治疗过程中可能会有轻微的疼痛和红肿，需要注意的是，水光针虽然是一种非手术美容方法，但仍然需要在操作前进行消毒，操作过程中保持无菌操作，需要在专业医生的指导下进行。在选择医生和诊所时，应确保其具备相关的资质和经验，以确保治疗的安全性。

腋下的尴尬

夏天到了，又到了轻装上阵的季节，但 24 岁的小杨却高兴不起来。每次运动完或者天气一热，他都感觉特别不自在，因为一抬胳膊便感觉自己的腋下传来阵阵异味。他尝试过各式各样的香水及止汗产品，可效果总是不尽如人意，反而多种味道混合起来更加奇怪、"异味深长"。一次在公交车上，他似乎感觉自己一上车周围人都微微皱起眉头、投来异样的目光，这让他心里更加难受。他决心不再逃避，前往医院就诊。医生告诉小杨，他的疾病是"腋臭"。

 小课堂

1. 什么是腋臭

由于汗腺分泌液具有特殊臭味，或汗液及皮肤表面污物被分解而释放出臭味的一类疾病，统称为臭汗症，分为全身性臭汗症和局部性臭汗症。局部臭汗症主要发生于腋窝、足部、会阴等，以腋窝最为常见。腋臭，又称腋部臭汗症，是顶泌汗腺的分泌物被多种细菌降解而产生的多种有臭味的脂肪酸、类固醇等所致。

2. 腋下为什么会臭

（1）顶泌汗腺是产生臭味的重要结构，主要存在于腋窝、乳晕、肛门和外生殖器区域。有研究发现，腋臭患者顶泌汗腺数量、密度、体积均显著升高，处于分泌旺盛期的顶泌汗腺比例亦显著高于无腋臭者。

（2）腋下皮肤表面存在大量细菌，特别是棒状杆菌。当顶泌汗腺分泌的有机物质与这些细菌接触后，会被分解，产生带有强烈气味的化合物。

腋臭具有一定的遗传性，这是因为腋臭的形成与特定基因有关，这些基因会影响大汗腺的发育和分泌功能。

（3）一些饮食习惯，如高脂肪、高蛋白质的饮食，可能会加重腋臭。此外，不良的生活习惯，如不规律的清洁和不透气的衣物，也会增加腋臭的发生概率。

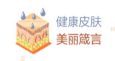
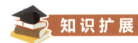

知识扩展

腋臭的治疗方式有哪些

目前，临床有多种方式治疗腋臭，腋臭患者可以根据自身情况和医生建议选择最合适的治疗方案。

（1）保持清洁：勤洗澡，特别是在运动后，保持腋下的干净和干燥，能够减少细菌的滋生，从而减轻腋臭。

（2）止汗剂和除臭剂：市面上有许多止汗剂和除臭剂，这些产品可以减少汗液分泌或者掩盖腋臭的气味。

（3）外用药物：在腋下外用 1% 聚维酮碘、1∶8 000 高锰酸钾溶液、0.5% 新霉素溶液或含有铝盐的溶液，可通过控制细菌生长或吸收体表汗液等方式达到减轻腋臭的效果。

（4）肉毒毒素注射：通过注射肉毒毒素，可以暂时抑制大汗腺的分泌功能，效果通常可以持续 6 个月 ~ 1 年。

（5）手术治疗：对于严重且顽固的腋臭问题，可以通过手术切除，在局部麻醉下，通过在腋毛区开 1 ~ 2 个小切口切除部分大汗腺，以达到永久性治疗效果。

（6）微波治疗：微波是一种无创性的治疗方案，通过使用专有的微波频率和技术把能量精准地传递到真皮层和脂肪层的交界处，烧灼和凝结汗腺，可永久性减少腋下汗水、异味及毛发。

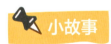 **遗传密码中的气味地图**

腋臭与遗传相关。科学家们发现，*ABCC11* 基因 4 号外显子上

c.538G > A 位点与腋臭密切相关。*ABCC11* 基因影响汗腺的分泌，不仅影响人类的体味，还会影响耳垢的类型。携带 538G/G 或 538G/A 杂合等位基因的人患腋臭的风险更高，耳垢通常为油性；而携带 538A/A 纯合等位基因的人群一般没有腋臭，耳垢通常为干性，在东亚人群中最为集中。科学家们认为这种变异起源于古代东亚人群。可见，研究 *ABCC11* 基因的变异不仅有助于研究人类的体味，还为追溯人类迁徙的历史提供了重要线索。

皮肤肿瘤"大克星"

近两年，60 岁的李阿姨发现右面部长了一个"黑痣"，逐渐变大，最近几个月出现破溃。去医院皮肤科就诊后，经过皮肤活检诊断为"基底细胞癌"。由于肿瘤位置靠近眼睛，李阿姨也很在意美观问题，医生建议进行 Mohs 手术。手术中会尽可能减小切除范围，以确保肿瘤边缘切除彻底，采用皮瓣修复，不会影响眼部功能。术后半年恢复良好，李阿姨对切口满意，并定期复查，5 年未见复发。

 小课堂

1. 什么是 Mohs 显微描记术

Mohs 显微描记术，简称"Mohs 手术"，它结合了肿瘤的完整切除和环周切缘评估，显著提高了皮肤恶性肿瘤的治愈率，避免了无谓的扩大手术创面。

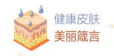

2. Mohs 手术有哪些优缺点

恶性肿瘤生长的过程中，不仅形成肉眼可见的肿瘤，还能在看不见的地方向周围发展，这些在肉眼下难以观察到的病变，称为亚临床侵袭。因此，有效地识别和去除看不见的亚临床侵袭病灶是彻底清除肿瘤的关键。

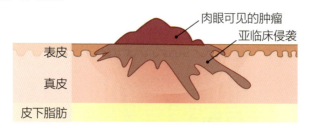

恶性肿瘤生长模式图

传统的扩大切除手术，即标准手术切除，其操作为切除肿瘤及其周边足够大的组织，术后进行常规病理。常规病理采用"切面包片"法评估切缘，但无法观察到所有肿瘤切缘，可能遗漏看不见的肿瘤。

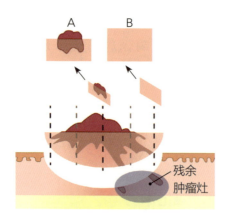

标准手术切除的切缘评估

注：通过"切面包片"法评估切缘，切片 A 未发现肿瘤的深部浸润，切片 B 未发现肿瘤的侧向扩展，造成残留肿瘤的遗漏。

Mohs 技术首先去除肉眼可见的肿瘤，然后切除适当范围的周边薄层组织，对所有组织切面进行包埋和定位。这样，在显微镜下可观察到整个肿瘤的边缘，便于定位残余肿瘤。重复上述过程，直到完全清除肿瘤。Mohs 手术能够在手术的同时分析 100% 的切缘，在完全清除肿瘤组织的同时，尽量保留正常皮肤，具有治愈率高、损伤小的特点。

但 Mohs 手术也有其缺点：手术流程更加复杂、费用较高，此外需要专业的技术人员和设备。

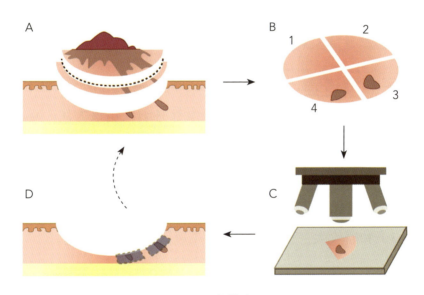

Mohs 手术模式图

注：A. 首先去除肉眼可见的肿瘤和周边薄层组织；B. 将手术标本的所有切面制成病理片，绘图标记；C. 显微镜检查切缘；D. 切除对应位置的残存肿瘤，重复上述步骤直到全部切缘阴性。

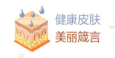
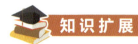

哪些疾病适合采用 Mohs 手术

Mohs 手术已成为治疗皮肤鳞状细胞癌、基底细胞癌、乳房外佩吉特病的首选治疗方案，并在黑色素瘤、隆突性皮肤纤维肉瘤治疗中逐渐受到推荐。

对于其他类型的罕见皮肤恶性肿瘤，尚无明确的治疗方案推荐。但如果条件允许，也可以考虑采用 Mohs 手术治疗。

误区解读

Mohs 手术治愈率高，因此所有的皮肤癌都需要用 Mohs 手术治疗

这是不正确的。并非所有皮肤癌都必须采用该方法。Mohs 手术推荐用于以下情况。

（1）肿瘤靠近重要的功能或美观部位，如手指或面部。

（2）其他治疗方法无效。

（3）肿瘤较大，普通切除手术难以完全清除癌细胞。

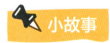 Mohs 显微描记术诞生记

Mohs 技术由美国威斯康星大学的弗雷德里克·E. 莫斯（Frederic E. Mohs，1910—2002）博士发明。他在研究刺激物对肿瘤的影响时，意外地发现氯化锌能凝固组织，同时保留显微结构，启发了在显微控制下切除癌症的想法。1932 年，莫斯（Mohs）发

明了"化学手术"，使用氯化锌糊剂涂在皮肤癌表面固定组织，手术切除一个碟形组织，使周缘和底缘处于单一水平面，从而评估所有切缘，重复上述过程直至完全切净。1953 年，Mohs 尝试改用新鲜组织冰冻切片，避免了氯化锌的刺激作用，并缩短了手术时间。直到 1970 年美国化疗外科年会，Tromovitch 等发表了这种改良方法的相关论文，该方法才被广泛接受并运用于临床治疗。

神奇的变化

李女士是一名 35 岁的白领，因头发稀疏问题就诊，经过全面检查后确定为"女性型脱发"，医生首先建议外涂米诺地尔，但经过 6 个月的治疗，李女士头发稀疏的情况并没有得到明显改善，复诊后医生建议尝试富血小板血浆（PRP）治疗，从李女士自身血液中提取 PRP，注射到头皮，每个月一次，连续 3 个月。李女士完成 3 次 PRP 治疗后，头发密度有所增加，脱发区域也有明显改善。那么，PRP 到底是一种什么样的神奇存在呢？

 小课堂

1. 什么是富血小板血浆

富血小板血浆（PRP）是一种自体血液通过离心获得的富含血小板的产物。PRP 的功效来自血小板活化和血小板衍生生长因子。PRP 治疗最早在整形外科开展，目前已在皮肤科领域广泛应用，包括面部年轻化、自身免疫性皮肤病（如斑秃和白癜风）的治疗、雄激素性脱发的头发再生和稳固、瘢痕的美容改善及创面修复。

2. PRP 如何促进毛发再生

PRP 促进毛发再生的作用机制尚未完全阐明。目前认为是通过一系列生长因子作用于毛囊干细胞，促进毛囊进入生长期以及血管新生。此外，PRP 可以促进毛乳头细胞增殖，减少凋亡。

3. PRP 治疗脱发的过程

（1）血液提取与处理：从患者手臂抽取一定量的血液；

（2）离心分离：将血液放入离心机中分离，提取出 PRP；

（3）注射过程：用 30～32G 的细针将 PRP 注射到脱发区域的头皮内。

 知识扩展

1. PRP 可以治疗哪些脱发

PRP 治疗脱发主要适用于以下几种情况。

（1）雄激素性脱发：最常见的脱发类型，通常表现为头顶和前额的头发逐渐变稀。

（2）斑秃：一种自身免疫性疾病，头发会突然脱落，形成圆形或椭圆形的秃发区域。

（3）休止期脱发：各种因素，如高热、压力、营养不良等引起的脱发。

（4）化疗性脱发：部分化疗药物会导致头发脱落，PRP 治疗可以减轻这种副作用。

总的来说，PRP 治疗适用于多种类型的脱发，尤其是对于药物治疗效果不理想或供区毛发稀疏、不适合植发的患者。

2. PRP 的不良反应和禁忌证有哪些

PRP 注射最常见的不良反应是疼痛。疼痛主要发生于注射过程中，一些患者可能出现残留头痛或局部搏动性疼痛。

PRP 治疗的禁忌证，包括血小板减少症、凝血功能异常，这些因素会降低疗效且增加不良反应风险。PRP 注射治疗脱发对孕妇的安全性仍不明确。

误区解读

1. PRP 治疗是万能的

这种说法是错误的。虽然 PRP 治疗脱发具有一定的疗效，但并非万能。对于某些类型的脱发，如遗传性脱发，PRP 治疗效果可能有限。

2. PRP 治疗一次就见效

这种说法是错误的。PRP 治疗脱发通常需要多次治疗才能看到明显效果。具体治疗次数因个体差异而异，需要根据患者的具体情况制订个性化治疗方案。

3. PRP 治疗安全无副作用

这种说法是错误的。虽然 PRP 治疗脱发的安全性较高，但仍有可能出现局部红肿、疼痛等轻微副作用。在接受治疗前，患者应与医生充分沟通，了解可能的风险和并发症。

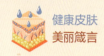
 小故事　PRP 技术发展简史

　　1977 年，Harkedeng 首次分离制备出 PRP，并将其用于心外科术后患者，这标志着 PRP 技术的诞生。1984 年，Okuda 等发现血液中提取的 PRP 含有多种生长因子，这一发现对于理解 PRP 的作用机制具有重要意义。20 世纪末，PRP 开始在口腔颌面外科和骨科中应用，以促进组织修复。进入 21 世纪，PRP 的应用范围扩大到运动损伤、普外科及美容等领域，尤其在皮肤再生和脱发治疗中显示出良好效果。尽管 PRP 技术已较为成熟，但仍面临很多挑战，如制备标准的不统一、生长因子的最佳浓度确认等，未来的研究将有助于提高 PRP 技术的治疗效果和规范化应用。

"植树造林"

　　小何，25 岁，是一位年轻的职场新人。然而因为工作压力大、过度劳累和不良生活习惯，他逐渐出现了发际线后移和头顶部脱发的问题，严重影响了他的个人形象和自信心。经过深思熟虑，小何决定尝试植发手术。经过专业医生精心的植发设计和精细的手术操作，小何成功实现了"头发的重生"，再次焕发出自信和活力。

小课堂

1. 什么是毛发移植

毛发移植，简称"植发"，是指通过特殊器械将毛囊及毛囊周围部分组织一并完整切取，再经过分离筛选等步骤，移植到头发稀疏位置的手术。

植发并不会产生新的毛囊，也不能增加毛囊的总量，而是通过重新分布现有的毛囊，使之排列更为合理，达到视觉美观的效果。移植后的毛囊仍能保持原有的生长特性，并在移植区域内继续生长。

2. 植发的技术原理

植发主要是将自体毛囊移植到秃发部位，以恢复头发的生长。供体毛囊一般来自枕部优势供区，不容易受雄激素的影响。目前，植发手术主要分为两种技术：毛囊单位头皮条切取术（FUT）和毛囊单位钻取术（FUE）。

FUT 技术是指将供体区域的一条带状皮肤组织取下并分离得到单株毛囊，移植到秃发区域。这种技术的优点是可以一次性移植大量毛囊单位，但术后会在后枕部留下一条线性瘢痕，需要缝合和拆线。

FUE 技术是指通过专用环钻器械分散提取供体区域的毛囊单位，直接植入到秃发区域。这种技术具有隐痕、微创的优点，是目前最广泛使用的植发技术之一。FUE 技术可以避免在后枕部留下明显的瘢痕，

毛发移植

同时减轻了手术过程中的疼痛感，无须开刀切皮，只需在头皮浅层进行操作。

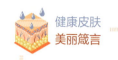
知识扩展

1. 什么样的人适合植发

（1）坚持口服或外涂药物均无明显疗效的患者：尤其是前发际线较高，额颞角上移，前额区域已无毳毛的患者。此类患者头皮上的毛囊都已经没有了，如果不"播种"上去，就无法再长出新的"秧苗"。

（2）大面积脱发患者：对这类患者，如果仅仅采用口服、外用药物或激光等非手术方式进行治疗，效果往往不尽如人意。我们建议，首先找专业的医生对脱发程度进行分级，通常达到汉密尔顿分级Ⅵ级或以上的重度脱发患者，需要采取非手术与手术的联合治疗，才能达到更好的治疗效果。

（3）对自己天生发际线不甚满意者：希望通过下调发际线达到修饰脸型、改变形象的目的，或对眉毛、鬓角、胡须等处进行美容调整，皆属于常见药物无法解决的特殊需求，这些情况也只能通过植发来实现调整。

（4）头部有瘢痕、毛发缺失的人群：因外伤，比如烧伤、烫伤等造成的头部瘢痕、毛发缺失者，可以进行植发。

（5）枕部供区拥有充足毛囊的人群：植发不产生新的毛囊，只能通过重新分布现有的毛囊，达到视觉美观的效果。所以只有枕部供区拥有充足毛囊，才能为植发提供可观数量的毛囊。

2. 植发手术后需要多久才能看到效果

一般种植后 1~3 个月，毛干会出现脱落，但存活的毛囊会进入再生长的过程。通常从第 3 个月开始有小绒毛生长，再经过 3 个月头发会慢慢长出、变黑，到第 6 个月会看到初步效果，一般到第 9 个月时，约 90% 的头发会再生长，能看到明显的效果。种植后存活的毛囊一般不会再脱落，可长期在种植区生长。

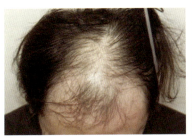 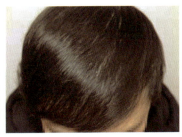

术前　　　　　　　　　　术后 12 个月

植发手术前后对比图

 误区解读

1. 毛囊取得越多，植发效果越好

不是。毛囊是不可再生资源，所以要倍加珍惜，要根据种植区的面积来计算提取的毛囊数量，否则提取过多会将毛囊白白浪费掉。另外，植发需要顾及患者脱发部位周围的毛发密度及生长方向，过于密集或稀疏都会影响美观和效果。在后枕部毛囊资源有限的情况下，将毛囊过多地移植到脱发区域，可能造成植发不均匀、植发方向不自然的情况。

2. 植发之后就"万事大吉"了

不是。很多脱发的人之所以选择植发，就是希望自己能够彻底解决脱发问题，但术后还是需要适当的用药。因为后枕部的毛囊不受雄激素影响，并且移植到其他部位后仍可保持原有的特性，所以

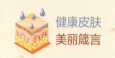
植发后的头发不会再脱发。然而，头顶部原有的毛囊仍会受到雄激素影响而脱落。若放任不管，植发区与原生发区之间会出现明显的分界，逐渐变成前后有头发，中间却秃了的情况。

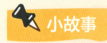

小故事 **植发技术的百年进化史**

1822 年，来自德国的一对医科师生进行了一项将头发从头部的一个部位移到另一个部位的实验，这是最早的植发案例。

在 20 世纪 30 年代末期，日本医生奥田硕是第一个进行头发外科修复开创性工作的人。奥田硕博士是一名受过培训的皮肤科医生，他发明了一种"打孔"技术来帮助烧伤和头皮受伤患者。他从带有毛发的头皮中提取出圆形部分，将其植入受损区域，移植的区域可愈合，并在受损的皮肤区域产生毛发。

1952 年，一位美国的皮肤科医生，成功地进行了第一次头发移植手术治疗男性型秃发。他就是 Norman Orentreich 医生，毕业于纽约大学医学院，被称为"毛发移植之父"。他是首位发现不同部位的头发存在差异性，并明确头皮的某些区域比其他区域更适合作为移植供区的学者。

白斑面具的摘除

小张是一名初二的学生，有一天他突然发现自己右眼睫毛变白了，眼睛周围也出现了隐隐约约的白斑。不到 2 周，小张的右脸出现大片白斑。妈妈和小张都吓坏了，赶紧到医院就诊，原来是得了面部白癜风，病情进展迅速，看起来格外醒目，像是戴了一张白色面具。医生说这是节段型白癜风，需要尽快进行治疗，包括口服激素、外用光疗等手段。经过一段时间的治疗，白斑扩散的势头总算停了下来，但是白斑的面积却没有缩小。妈妈打听到一家医院有一种组织工程技术可以治疗该情况，于是在发病 1 年后，带小张去进行治疗。在经过 3 个月的治疗后，绝大部分的白斑都消失了，取而代之的是正常均匀的肤色。

 小课堂

1. 什么是节段型白癜风

白癜风是一种皮肤科常见的色素脱失性疾病，全球发病率在 0.5%～2.0%。白癜风引起的皮肤色素减退可呈局部或全身性分布，通常表现为奶白色或瓷白色的无症状白斑，且经常伴发皮损处毛发变白，对患者的社交和生活造成极大的负面影响。节段型白癜风通常以皮节或近似皮节的模式发生，最常沿三叉神经分布，超过一半的患者在 20 岁之前发病。色素脱失区域通常在 1 年内稳定，早期即发生白发或白睫。

2. 什么是组织工程治疗

简单来说，就是取一小片患者自身的健康皮肤，培养 3 周后获得带有黑素细胞的表皮膜片。移植时医生会将膜片平整地贴敷于事先准备好的皮损裸露面。一般而言，在移植后的 3～6 个月里，皮肤颜色可逐渐恢复。

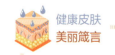

3. 组织工程治疗有哪些优点

因为取用的是患者自身的健康皮肤，所以无排斥反应；同时，经过实验室的培养扩增，移植皮肤的面积可大大增加，一定程度上可以解决以往大面积白癜风患者需要多次移植且移植部位色差的问题。

4. 什么情况下可以采用组织工程治疗的方式治疗白癜风

患者应处于病情稳定期，即全身白斑无新发、原有白斑无扩大、没有同形反应（受伤皮肤不发白）至少 1 年；需要有积极的治疗意愿，有改善生活质量的决心。

 知识扩展

1. 白癜风的诊断方法有哪些

临床工作中，医生通常通过观察皮疹形态即可进行诊断，白癜风通常表现为界限清楚、周围皮肤正常且无炎症或皮肤纹理变化的均匀白斑。

在白癜风发病早期或治疗过程中，需要评价疗效时，伍德灯和皮肤镜也常被用来进行白癜风的诊断和评估：在伍德灯下，色素脱失区域可见荧光增强的白斑，边界清晰；在皮肤镜下，白癜风通常有残留的毛囊周围色素沉着和毛细血管扩张。

2. 节段型白癜风通常如何进行治疗

在快速进展时期，需要尽快让皮疹稳定下来，通常会全身使用糖皮质激素，同时可以联合光疗一起进行。还有环孢素、甲氨蝶呤、吗替麦考酚酯、JAK 抑制剂等系统治疗均可在白癜风进展时期应用。外用糖皮质激素、钙调磷酸酶抑制剂、JAK 抑制剂等药物也是治疗白癜风的有效手段，可以同时配合紫外线光疗促进黑素细胞生成，使皮肤复色。

对于内科治疗后皮疹未能进一步好转的患者，在白斑稳定且局限的情况下，可以选择外科治疗。技术类型包括自体吸疱移植、微移植、皮片移植、自体非培养表皮细胞悬液移植、毛囊移植、组织工程皮片移植等。稳定期节段型白癜风患者，在白斑面积较大的情况下，通过组织工程皮片移植来进行治疗，可取得良好的治疗效果。

误区解读

白癜风会遗传或者传染

这个观点是错误的。白癜风是一种自身免疫相关的疾病，并无传染性。同时，白癜风虽然是一种有遗传学基础的疾病，但表现为非孟德尔式、多因素、多基因遗传，并不一定会直接传递给后代。

答案：1. D；2. B；3. ×

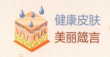

健康知识小擂台

单选题：

1. 以下不需要防晒的情况是（　　）

    A. 阴天

    B. 雨天

    C. 雪天

    D. 没有紫外光源的室内

2. 与腋臭的产生关系最密切的汗腺是（　　）

    A. 小汗腺　　B. 大汗腺　　C. 皮脂腺　　D. 泪腺

判断题：

3. 既然多晒太阳可以使皮肤变黑，那么暴晒可以促进白癜风的恢复。（　　）

打造专属于你的
护肤方案——科
学皮肤护理

（答案见上页）